ÉLECTRICITÉ STATIQUE

TRAITEMENT

DES

MALADIES NERVEUSES

DES AFFECTIONS RHUMATISMALES

ET DES MALADIES CHRONIQUES

PAR

LE DOCTEUR A. ARTHUIS

Deuxième édition

PARIS

V.-A. DELAHAYE ET Cᵉ, LIBRAIRES-ÉDITEURS

Place de l'Ecole-de-Médecine.

1877

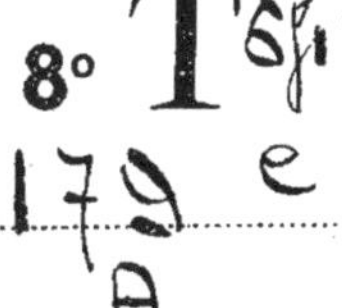

ÉLECTROTHÉRAPIE STATIQUE

ÉLECTRICITÉ STATIQUE

TRAITEMENT

DES

MALADIES NERVEUSES

DES AFFECTIONS RHUMATISMALES

ET DES MALADIES CHRONIQUES

PAR

LE DOCTEUR A. ARTHUIS

Deuxième édition.

PARIS
V. A. DELAHAYE, LIBRAIRE-ÉDITEUR
PLACE DE L'ÉCOLE-DE-MÉDECINE.

1877

INTRODUCTION

Dans ces dernières années l'*Electrothérapie* a fait des progrès très-frappants.

Chaque jour, et de plus en plus, la pratique médicale l'appelle à son aide, et, si son emploi rencontre encore des résistances, cela tient uniquement à l'équivoque qui confond sous le même nom deux électricités complétement dissemblables : l'électricité *statique* et l'électricité *dynamique*.

Faire toucher du doigt cette différence capitale ;

Exposer une méthode qui, même dans les cas

les plus graves, les plus rebelles, les plus désespérés, donne constamment les résultats les plus heureux, tel est le double but que nous nous proposons en publiant ce nouveau livre.

Préoccupé surtout de satisfaire au vœu des confrères qui, depuis longtemps, réclamaient de lui une démonstration claire et sommaire des principes sur lesquels repose *l'électricité statique médicale*, et l'exposition des procédés qui lui permettent de l'appliquer avec succès à tant de maladies, l'auteur s'est particulièrement appliqué à rendre ce travail aussi succinct que possible.

Il ose espérer que cette édition, complétement refondue, trouvera auprès des praticiens, l'accueil réservé aux œuvres de conscience et de bonne foi.

Paris, novembre 1877.

ÉLECTROTHÉRAPIE STATIQUE

CHAPITRE PREMIER

DIFFÉRENCE
ENTRE L'ÉLECTRICITÉ STATIQUE ET L'ÉLECTRICITÉ DYNAMIQUE

Quelques années après la découverte de la machine électrique, vers 1744, l'*électricité statique* commença à être appliquée au traitement des maladies.

Kruger, professeur à Helmstadt, l'employa un des premiers comme moyen curatif, et les essais qu'il en fit furent heureux.

Deux années plus tard, lorsque l'on fut familiarisé avec les effets de la bouteille de Leyde, qui tout d'abord avait inspiré une grande terreur à cause de sa puissance même, Herman Klyn guérit, à l'aide de cet appareil, une femme *entièrement paralysée* depuis deux ans. Il évita soigneusement les fortes décharges et ne fit usage que d'étincelles et de très-petites secousses électriques.

Jallabert, de Genève, guérit en deux mois un malade affecté depuis quatorze ans d'une *paralysie* du bras droit, survenue à la suite d'une hémorrhagie cérébrale.

Après ces expérimentateurs vinrent l'abbé Nollet (1), Privati (de Venise), le docteur Hart, de Sauvages, Sans (2), Sigaud de la Fond (3), le docteur de Haën, professeur à l'Université

(1) Nollet. Recherches sur les causes particulières des phénomènes électriques, et sur les effets nuisibles ou avantageux qu'on peut en attendre; 1769.

(2) Sans. Guérison de la paralysie par l'électricité; 1772.

(3) Sigaud de la Fond. Précis historique et expérimental des phénomènes électriques; 1781.

de Vienne(1), etc., qui recherchèrent l'influence de l'électricité sur les différentes maladies nerveuses et rhumatismales.

Encouragé par le succès de ces savants praticiens, Lindult, médecin suédois, marcha sur leurs traces et obtint une guérison remarquable de *chorée* ou *danse de Saint-Guy*, en même temps qu'un de ses confrères guérissait un cas d'*épilepsie* à la fois grave et invétérée.

Teski fit cesser chez un jeune homme de 20 ans une *paralysie* du bras gauche, dont il était atteint depuis l'âge de 5 ans, et qui ne lui permettait pas le moindre mouvement du membre.

Patryce Brydone guérit une *hémiplégie* complète datant de plusieurs années.

Le docteur Watson triompha d'un *tétanos* général contre lequel on avait inutilement

(1) Ratio medendi in nosocomio pratico ; par le Dr de Haën, premier médecin de l'impératrice-reine de Hongrie, et premier professeur de médecine pratique à l'université de Vienne en Autriche ; 1771.

employé tous les médicaments vantés contre cette terrible affection.

Enfin, arriva Bertholon qui publia ses savants travaux sur l'*électricité statique*. Il résuma tout ce qui avait été fait par ses devanciers, perfectionna leurs procédés opératoires, en inventa de nouveaux, et obtint des guérisons aussi nombreuses qu'inattendues dans beaucoup de maladies qui avaient jusque-là résisté à toutes les médications connues (1).

Dans un livre de la nature de celui-ci, il ne nous est naturellement pas possible de rapporter les innombrables guérisons qui ont été obtenues par l'électricité *statique*. Nous n'aurions même pas assez de place pour citer le nom de tous les médecins qui, dans le siècle dernier, ont appliqué ce merveilleux agent avec un si grand succès.

(1) De l'électricité du corps humain dans l'état de santé et de maladie, par Bertholon ; 1780.

Nous nous résumerons donc en disant qu'un très-grand nombre de cures remarquables ayant été signalées dans le traitement des affections nerveuses les plus différentes et les plus rebelles, l'*électricité statique* prit définitivement en médecine la place importante qui lui était due.

C'était, semblait-il, partie gagnée, et le champ ne restait plus ouvert qu'aux perfectionnements quand, juste à ce moment, en 1789, Galvani fit sa grande découverte et bientôt après Volta inventa la pile qui porte son nom. Or, la puissance de la pile voltaïque dépassait de beaucoup celle de la machine électrique primitive ; en outre, la pile marchait par tous les temps et semblait insensible aux variations atmosphériques qui luttent quelquefois contre l'action de la machine ordinaire (1). On obtenait avec la pile une

(1) Aujourd'hui, grâce aux modifications que nous lui avons apportées, la machine électrique n'est plus soumise aux variations atmosphériques : elle fonctionne également par tous les temps.

constance de résultats telle qu'il parut naturel de lui donner la préférence, et c'est ce que l'on fit en effet: l'*électricité statique* fut en partie abandonnée et remplacée par les *courants continus*.

Mais les résultats furent bien loin de répondre à l'attente générale. Les nombreuses expérimentations faites de tous côtés, dans tous les pays, montrèrent bientôt que non-seulement les courants continus amenaient beaucoup plus rarement la guérison, mais que souvent ils présentaient les inconvénients les plus sérieux.

Enfin, en 1832, Faraday l'illustre physicien anglais, découvrit les *courants d'induction* et fournit ainsi à la médecine une source d'électricité énergique et d'un facile emploi. Aussi les courants induits entrèrent-ils immédiatement dans la thérapeutique. Mais, cette fois encore, on ne tarda guère à reconnaître qu'ils causaient nombre d'accidents dans nombre de cas.

Seule, l'électricité *statique* conservait son innocuité bienfaisante. Un juste retour de fortune ne pouvait lui manquer et, le premier engouement passé, c'est à elle, en effet, que revinrent les esprits réfléchis, plus sensibles aux bons résultats qu'aux brillants systèmes.

En résumé, aujourd'hui on emploie en médecine deux électricités absolument différentes :

1° Par leur origine ;

2° Par leurs effets physiologiques ;

3° Et surtout par leurs résultats thérapeutiques.

L'une, appelée électricité *dynamique*, comprend les *courants continus* et les *courants d'induction*.

L'autre est l'*électricité statique* ou de *frottement* (1).

(1) L'électricité *statique* est, en effet, appelée aussi électricité *de frottement*, à cause de son mode de production.

Quelques auteurs la désignent encore sous le nom

Chacune de ces méthodes électriques a ses partisans et ses adversaires.

Quant à nous, nous n'hésitons pas : nous nous prononçons hautement en faveur de l'*électricité statique* qui donne les résultats les plus heureux, même dans les maladies que l'on croyait incurables, et qui est toujours exempte du plus petit inconvénient, même pour les personnes les plus délicates, telles que les femmes et les enfants les plus jeunes.

L'électricité *dynamique*, au contraire, prenant naissance et puisant son énergie dans une décomposition chimique plus ou moins violente, peut causer les plus graves désordres dans un organisme aussi impressionnable que le nôtre. C'est pourquoi les dangers auxquels elle expose sont très-grands, et son emploi demande une particulière prudence. Pour s'en convaincre, il

d'*électricité franklinienne* ou *Franklinisme*, en mémoire de l'illustre savant qui, quoique ne l'ayant pas découverte, a le plus contribué à sa vulgarisation.

suffit d'ouvrir les livres spéciaux qui ont paru dans ces dernières années, et l'on verra les nombreux mécomptes auxquels elle a donné lieu.

Toutefois, il ne faut pas la rejeter d'une façon absolue. Mais c'est un moyen violent, douloureux, perturbateur, et si peu souvent efficace qu'on doit le réserver uniquement au traitement de quelques affections chirurgicales et de certaines paralysies des membres où l'on ne craint pas une violente excitation.

Mais quand il s'agit d'organes délicats; quand surtout on a affaire à une *névrose* et à toutes les affections nerveuses qui ont besoin d'apaisement et de détente, non-seulement les courants continus et les courants d'induction ne procurent aucun avantage, mais ils exposent aux plus grands dangers.

Ils ne produisent jamais non plus de bons résultats dans ces nombreux cas où, pour une cause quelconque, l'organisme est affaibli et a besoin, non d'un excitant violent, mais d'un puissant réparateur que, seule, l'*électricité statique* peut lui fournir.

Très-souvent, par notre méthode, nous avons obtenu en quelques mois, parfois même en quelques semaines, la guérison d'affections qui, pendant des années, avaient été inutilement traitées, et, dans certains cas, exaspérées par l'électricité dynamique.

Passons donc, sans plus tarder, à l'étude de *l'électricité statique*, née du simple frottement, analogue à l'électricité naturelle contenue dans l'air que nous respirons, et qui, grâce aux perfectionnements récents qu'elle a reçus, répond aujourd'hui à tous les besoins thérapeutiques de son ressort.

Pour nous, elle est, par excellence, un régulateur de fonctions, un dispensateur d'harmonie, un distributeur d'équilibre, un tonique général aussi doux que puissant.

Et, sans crainte de démenti, nous affirmons que, même dans les cas très-rares où elle n'opère pas de cure radicale, elle apporte toujours au malade un *minimum* de soulagement et une amélioration incontestable de son état général.

CHAPITRE II

ÉLECTRICITÉ STATIQUE.

PROCÉDÉS OPÉRATOIRES.

Depuis ses premières applications à la médecine jusqu'à nos jours, l'*électricité statique* a reçu des modifications et des perfectionnements sans nombre. Il ne serait certes pas sans intérêt de la suivre dès sa naissance et de faire voir les phases qu'elle a traversées pour arriver jusqu'à nous. Mais ce serait aller au delà de notre but actuel, et d'ailleurs la matière est assez importante pour mériter d'être l'objet d'un travail spécial que nous publierons bientôt.

Aujourd'hui, nous voulons seulement exposer la méthode qui fait l'objet de ce livre et que, depuis plusieurs années déjà, nous avons la satisfaction de voir adoptée et appliquée avec succès par un grand nombre de nos confrères.

Machine électrique.

La machine électrique dont nous nous servons ordinairement se compose :

1° D'un plateau de verre de 90 centimètres de diamètre environ, maintenu verticalement au moyen d'un axe auquel une manivelle communique à volonté un mouvement de rotation;

2° De deux paires de coussins en crin recouverts de cuir, qui pressent légèrement entre eux le plateau, et sont en communication avec la terre ou réservoir commun. Ces coussins sont enduits soit d'or mussif (deuto-sulfure d'étain), soit d'oxyde d'or.

3° Enfin, d'un conducteur métallique isolé à

l'aide de colonnes de verre et terminé du côté du plateau, et très-près de lui, par un assez grand nombre de pointes.

Lorsqu'on tourne la manivelle, le plateau de verre, par son frottement sur les coussins, se charge sur ses deux faces d'électricité vitrée ou positive, tandis que la résineuse ou négative se répand sur les coussins et s'écoule dans le sol par l'intermédiaire d'une chaîne métallique.

L'électricité *positive*, dont le conducteur se trouve chargé, est alors transmise au malade par le tube de communication.

La machine que nous venons de décrire est la machine classique que tout le monde connait. C'est celle qui, jusqu'à présent, a toujours été exclusivement employée en électrothérapie. Malheureusement, sa construction très-défectueuse ne permet pas, dans beaucoup de circonstances, d'obtenir la quantité d'électricité dont on a besoin. Ainsi, lorsque l'atmosphère est chargée d'orage et d'humidité, elle ne donne pas ou presque pas de fluide.

Nous avons dû chercher à parer à un si grave inconvénient, très-fréquent, surtout en été où l'air est toujours plus ou moins orageux, et qui condamnait souvent le médecin à interrompre le traitement de ses malades, au grand préjudice de leur guérison.

Successivement, nous avons essayé des conducteurs de toutes formes, de toutes dimensions, de toute nature. Après nombre de tâtonnements, nous avons fini par donner la préférence au conducteur représenté dans les différentes figures ci-après. Sa forme demi-circulaire, son diamètre, l'adjonction de boules et de colonnes volumineuses permettent de recueillir une quantité d'électricité considérable.

D'autre part, nous avons adopté des coussins épais, très-élastiques, longs, larges, d'une surface de frottement étendue et donnant, par conséquent, un grand dégagement de fluide.

Enfin, nous avons veillé avec la plus vigilante attention à la construction de chaque pièce, évitant partout, sur les parties métalliques comme sur les parties de bois, les angles, les arêtes, les aspérités, causes premières des grandes déperditions constatées sur toutes les machines antérieures.

Grâce à ces perfectionnements, notre machine ne laisse plus jamais l'opérateur en défaut. Par tous les temps, en toutes saisons, elle dégage une quantité d'électricité très-suffisante.

Le fluide abondant qu'elle produit est doux, agréable, essentiellement calmant. Aussi, convient-elle tout à fait dans les maladies nerveuses, dans les névroses, dans les névralgies, dans les affections rhumatismales, en un mot, dans toutes les maladies qui ont besoin d'apaisement et de détente.

Dans ces différents cas, nous le répétons, c'est

la *seule* machine dont le médecin doive faire usage.

Mais dans les affections qui, comme la paralysie, l'atrophie musculaire, ont besoin d'un stimulant très-énergique, on peut se servir avec avantage de la machine *diélectrique* à deux plateaux, inventée il y a quelques années par M. Carré.

Cet appareil, disons-le toutefois, n'est nullement indispensable en électrothérapie. Notre machine statique répond parfaitement à tous les besoins de la pratique. Pendant des années même, nous n'avions pas d'autre instrument et nous guérissions tout aussi bien que maintenant la paralysie et l'atrophie musculaire. Si aujourd'hui, dans le traitement de ces affections, nous employons de préférence la machine de M. Carré, c'est seulement à cause de sa puissance, et parce que l'expérience nous a démontré qu'en certains cas on obtenait d'autant plus vite la guérison, qu'on appelait à son aide un appareil plus puissant.

Tube de communication.

La façon de faire communiquer le malade avec la machine n'est pas sans importance, et cependant aucun praticien ne semble s'en être particulièrement préoccupé. Les uns emploient une chaîne dont les aspérités et les nombreuses solutions de continuité laissent perdre une partie notable de l'électricité produite. D'autres se servent d'un fil d'argent roulé en spirale, qui laisse également échapper dans l'atmosphère une certaine quantité de fluide dans le long trajet que celui-ci est obligé de parcourir avant d'arriver au malade.

Nous préférons de beaucoup un tube métallique (voir les figures du livre) assez gros, bien lisse, bien poli, entouré d'un tube de verre qui l'isole complétement de l'atmosphère et qui, par les temps les plus humides, transmet au malade toute l'électricité produite. Seules, les extrémités de ce tube sont à découvert : l'une, recourbée en crosse et terminée par une boule de verre, vient s'accrocher à l'anneau attenant au centre du conducteur; tandis que l'autre, arrondie en cercle, reste aux mains du sujet assis sur l'isoloir.

Isoloir.

L'isoloir employé par tous nos devanciers était tout simplement une large planche en bois de chêne, aux angles arrondis et reposant sur quatre pieds de verre. La planche devait être assez grande pour recevoir une chaise sur laquelle on faisait asseoir le malade en communication avec la machine.

Nous aussi, au début de notre pratique, nous nous sommes servi de cet isoloir, mais nous n'avons pas tardé à nous apercevoir combien il était défectueux, combien, pour tout dire, il *isolait mal.* Dans les temps humides, en effet, une partie du fluide électrique glisse sur la surface des pieds de verre, malgré le vernis dont on les recouvre, et va se perdre dans le sol. D'un autre côté, la planche, quel que soit le soin avec lequel on la construise, présente toujours des angles, des arêtes, des aspérités par lesquels une autre partie de l'électricité s'écoule dans l'atmosphère. Le malade ne reçoit dès lors qu'une partie du fluide fourni par la machine, ce qui, dans beaucoup de cas, est tout à fait insuffisant.

Pour remédier à cette lacune, nous avons fait construire un isoloir complétement en verre.

Il se compose d'une plaque de verre longue de 75 centimètres sur 55 centimètres de large et

5 centimètres d'épaisseur. Les angles et les bords sont arrondis et polis avec le plus grand soin. Cette plaque de verre est fixée sur quatre pieds également en verre et hauts de 34 centimètres.

Enfin, pour empêcher la plus petite déperdition d'électricité, le tabouret, qui repose sur l'isoloir et sur lequel le malade s'assied, ne présente ni angle, ni arête; toutes les parties qui le composent, siége et pieds, sont parfaitement arrondies, parfaitement lisses, et recouvertes d'un vernis assez épais.

Dans ces conditions, le malade reçoit et conserve toute l'électricité produite. C'est pourquoi des machines, même beaucoup moins puissantes que celles dont nous faisons usage, peuvent suffire par la seule perfection de leur isoloir.

Excitateurs.

L'instrument appelé *excitateur* est une simple tige de métal ou de bois, terminée en pointe à l'une de ses extrémités, en boule à l'extrémité opposée (fig. 1.).

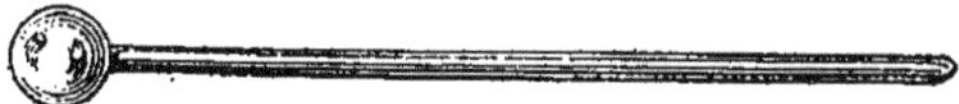

FIG. 1.
Excitateur non isolé.

La pointe donne le courant; la boule donne l'étincelle.

Cet excitateur est tenu à la main et fait par conséquent ressentir à l'opérateur toutes les sensations éprouvées par le malade.

Afin de répondre à tous les besoins de la pratique, le médecin doit avoir des excitateurs de toutes formes et de toutes dimensions. Nous en avons dont les boules ont la grosseur du poing.

D'autres, au contraire, sont terminés par une boule à peine grosse comme une cerise. Entre ces deux dimensions, il existe naturellement une échelle très-étendue.

Les excitateurs à grosses boules s'emploient de préférence dans la paralysie, dans l'ataxie, dans l'atrophie, etc., sur le tronc et surtout sur les membres. Tandis que les petits excitateurs sont nécessaires pour électriser les parties délicates, telles que le cou, la face, etc.

Lorsque le médecin veut rester isolé, la forme de l'excitateur doit être modifiée. Voici celle que nous avons imaginée :

Le milieu de l'excitateur (fig. 2), c'est-à-dire la partie A B, est en verre, et, à ses deux extrémités en A et en B, sont soudées les parties métalliques. En outre, près des mêmes points A et B, en O, se trouve un petit anneau auquel s'adapte la chaîne K qui fait communiquer l'excitateur directement avec le sol.

Cette chaîne, qui ne présente ni aspérité, ni solution de continuité, est attachée au crochet A ou au crochet B, suivant qu'on veut donner des courants ou des étincelles.

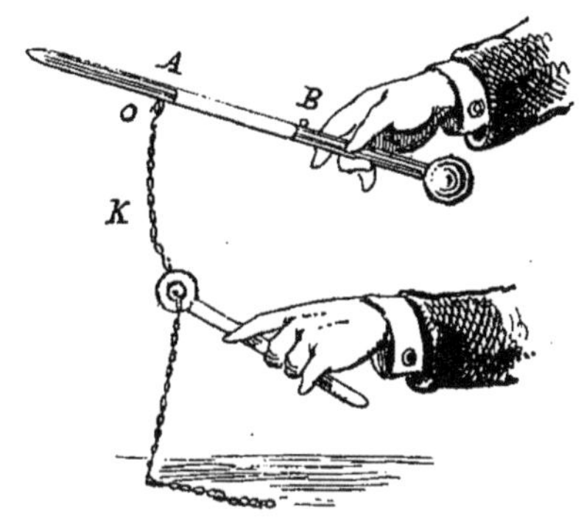

FIG. 2.
Excitateur isolé.

On voit sur la figure que la chaîne K traverse l'anneau terminal d'une tige de verre tenue par la main gauche de l'opérateur. Ce petit instrument, que nous avons ajouté à notre excitateur isolé, sert à écarter la chaîne des bords de l'isoloir.

Avec cet excitateur, le médecin ne reçoit aucune des impressions ressenties par le malade.

Nous n'avons pas besoin de faire observer que les résultats thérapeutiques sont absolument les mêmes, qu'on se serve du premier ou du second excitateur.

Aussi, nous ne comprenons pas trop pourquoi Bertholon recommandait de se servir, dans le traitement du rhumatisme, de l'excitateur non-isolé. Peut-être pensait-il, comme le docteur Marat, que le fluide électrique avait ainsi plus de force et par conséquent plus d'action.

Le docteur Marat (1), en effet, qui électrisait toujours avec l'excitateur direct, c'est-à-dire sans isolement, prétendait que le fluide électrique, administré de la sorte au malade, était plus

(1) Mémoire sur l'électricité médicale, couronné par l'Académie des sciences, belles-lettres et arts de Rouen, par le Dr Marat; 1783.

énergique. Cela était vrai alors, mais dépendait uniquement de la chaîne défectueuse dont se servaient ses contemporains. Cette chaîne, à cause de ses anneaux mal arrondis, de ses aspérités, de ses nombreuses solutions de continuité, ne conduisait pas l'électricité dans le sol aussi bien que le corps humain qui remplit le rôle de la chaîne lorsqu'on opère avec l'excitateur non isolé.

A l'aide des modifications que nous venons d'indiquer, nous obtenons des courants, des frictions et des étincelles tout aussi fortes avec notre excitateur isolé qu'avec l'excitateur direct. Le médecin, nous le répétons une dernière fois, peut donc employer indistinctement l'un ou l'autre.

Bain électrique.

Il faut entendre par là un bain purement *fluidique*, et non pas un bain liquide comme celui qui a été un moment en usage dans l'électricité dynamique, et que l'on a abandonné depuis longtemps, ne lui ayant jamais reconnu la moindre efficacité.

Dans le *bain fluidique*, le malade tout habillé, assis sur l'isoloir, est mis en communication avec la machine à l'aide d'un tube métallique (fig. 3).

Aussitôt que la roue est en mouvement, le malade se sent inondé de fluide des pieds à la tête. Il est plongé dans le fluide électrique comme le poisson l'est dans l'eau. Les cheveux s'agitent et se dressent, la respiration devient plus libre, une sensation agréable parcourt tout le corps.

Le bain électrique ne suffit pas ordinairement

pour produire la guérison, surtout lorsque la maladie est ancienne. Il jouit cependant de propriétés importantes : il est calmant, facilite la respiration, excite les sécrétions, développe la chaleur animale, donne plus de ton à tout l'organisme et augmente l'énergie de l'absorption. En un mot, il excite et facilite le jeu de toutes les fonctions. Le bien-être qu'il procure instantanément le fait désirer de tous ceux qui en ont une première fois ressenti les bienfaisants effets.

C'est donc un moyen thérapeutique fort utile et en même temps fort doux. C'est pour cela qu'il convient de toujours commencer le traitement d'un malade, quelle que soit son affection, par le bain électrique administré pendant trois ou quatre jours, un quart-d'heure chaque fois, avant de passer à des moyens plus actifs. En procédant ainsi avec prudence, non-seulement on n'aura jamais le plus petit inconvénient à redouter, mais on obtiendra bien plus sûrement la guérison.

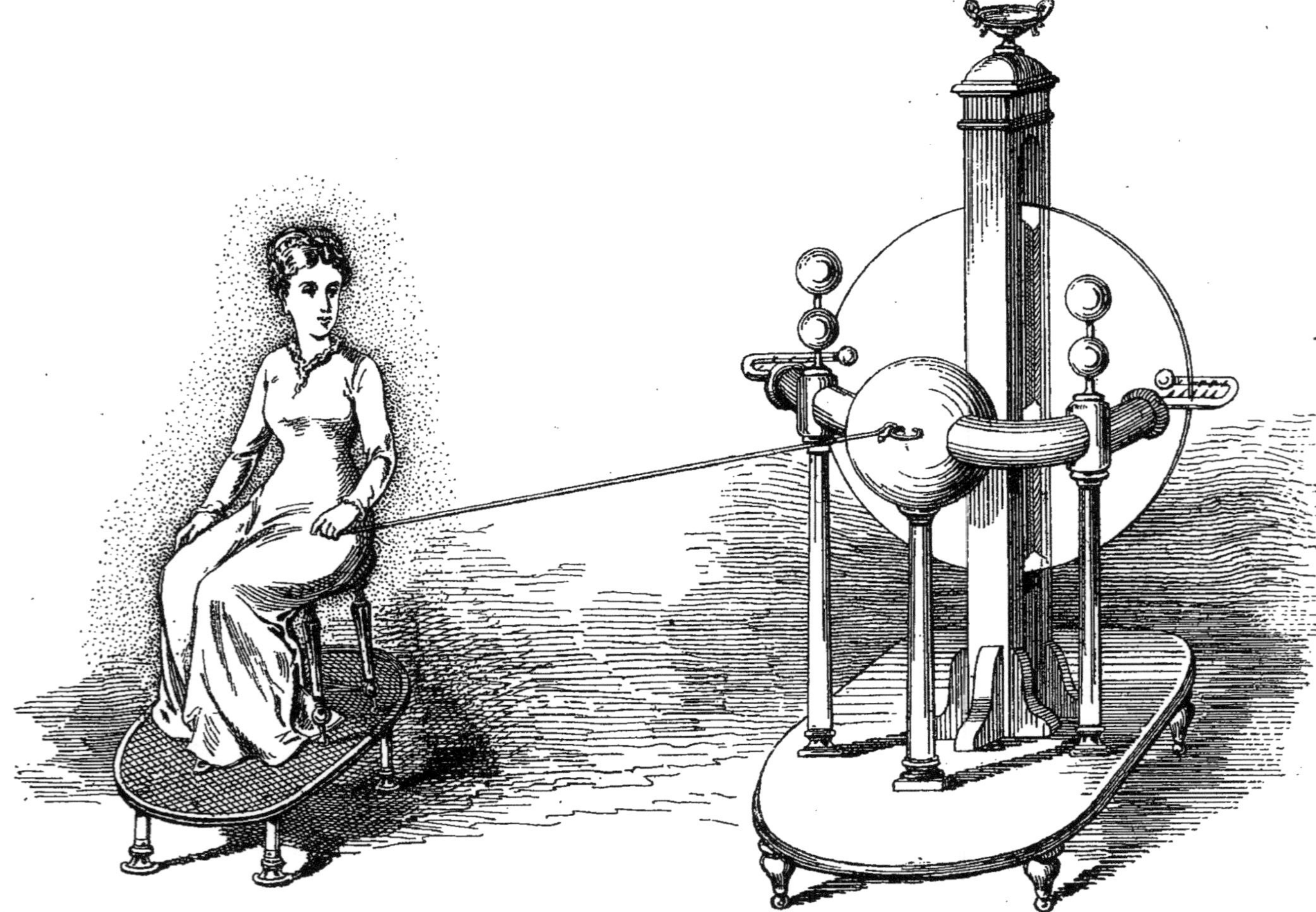

Fig. 3.

« Le bain électrique, écrivait Mauduyt (1), constitue le moyen le plus doux : il sert à sonder, pour ainsi dire, le tempérament des malades, à faire éviter tout accident et à faire prévoir les effets qui résulteront du traitement électrique. »

(1) Mauduyt. 1° De l'électricité employée comme médicament ; 1777.

2° Mémoire sur les diverses manières d'électriser ; 1778.

A nos contradicteurs.

En présence des faits que nous venons d'exposer et dont il est si facile de vérifier l'exactitude, nous n'avons pas été peu étonné de voir le docteur Duchenne (de Boulogne), affirmer « que l'électricité statique n'affecte ni les organes intérieurs, ni le pouls, ni les sécrétions, ni les fonctions intellectuelles, ni la respiration, et qu'elle est aujourd'hui abandonnée, sa vertu thérapeutique étant aussi peu appréciable que son action physiologique. »

Il nous répugne de croire qu'un médecin de la valeur de M. Duchenne ait écrit ces lignes par simple esprit de système et uniquement pour donner gain de cause à l'électricité dynamique. Nous préférons penser qu'il a trouvé plus facile et plus commode de répéter simplement les paroles de Giacomini (1) que d'expérimenter par lui-même cette méthode.

Dans son savant ouvrage sur l'*Électrisation localisée* (2), le docteur Duchenne consacre à peine quatre pages à l'électricité statique. Il est vrai que chaque mot est une erreur ; à ce compte, peut-être a-t-il bien fait de se montrer si réservé !

Sur un point cependant, il a grandement raison et nous sommes tout à fait d'accord avec lui : c'est lorsqu'il parle des dangers que peuvent causer les violentes commotions produites par des décharges répétées de la bouteille de Leyde. Nous partageons entièrement les craintes de notre regretté confrère. Mais comment pouvait-il se figurer qu'on en était encore aux commotions de la bouteille de Leyde... ?

(1) Bibliothèque du médecin praticien ; 1850.

(2) De l'électrisation localisée et de son application à la pathologie et à la thérapeutique, par le Dr Duchenne (de Boulogne) ; 1872.

Dès 1819, un médecin distingué de Paris, le docteur Pascalis, écrivait : « Il est reconnu que la simple électrisation par bains, aigrettes et étincelles, répond bien mieux aux vues médicales qu'on se propose que des chocs plus violents. » (1.)

Toutefois, le parti pris ne va pas chez notre contradicteur jusqu'à l'aveuglement.

Ainsi, après avoir cherché à écarter de la thérapeutique l'électricité statique comme inutile, le docteur Duchenne ajoute : « Il est cependant incontestable que l'électricité statique qui, pendant de longues années, a été presque exclusivement en usage dans la pratique médicale, a produit quelques succès tenant en apparence du merveilleux. »

Et plus loin, comme si cet aveu général ne suffisait pas, il reconnaît encore « que l'électricité statique a guéri des chorées ou danses de

(1) Mémoire sur l'électricité médicale, par le Dr Pascalis ; 1819.

Saint-Guy, et un assez grand nombre d'affections nerveuses et paralytiques. »

Nous nous bornons à signaler ces contradictions. Le lecteur conclura.

Hâtons-nous de dire que tous les médecins qui se servent de l'électricité voltaïque sont loin d'être aussi injustes que M. Duchenne pour l'électricité statique. C'est que probablement ils la connaissent mieux.

Ainsi, le docteur Tripier, qui emploie journellement l'électricité dynamique, ne craint pas de reconnaître dans son traité d'*Electrothérapie* : « que l'électricité statique doit offrir des ressources trop négligées de nos jours. » (1).

Quelques pages plus loin, en parlant des procédés opératoires, l'auteur ajoute « que ces procédés sont à peu près complétement abandonnés ; qu'il en est pourtant tels que le bain électrique,

(1) Manuel d'électrothérapie. Exposé pratique et critique des applications médicales et chirurgicales de l'électricité, par le Dr Tripier ; 1861.

l'électrisation par aigrettes, le souffle, qu'on n'a pas remplacés par des procédés équivalents, et qu'il conviendrait, avant de les bannir de la thérapeutique, d'entreprendre de nouveau l'étude expérimentale de leurs effets. » Voilà véritablement un langage scientifique et qui console de certaines affirmations tranchantes et erronées.

D'un autre côté, le docteur Julius Althaus, médecin à l'hôpital spécial pour les maladies du système nerveux (à Londres), a publié l'année dernière une brochure, malheureusement incomplète, sur les *applications pratiques de l'électricité au diagnostic et à la thérapeutique* (1). Dans son travail, notre confrère fait naturellement l'éloge de l'électricité dynamique, la seule dont

(1) Applications pratiques de l'électricité au diagnostic et à la thérapeutique, par le Dr Julius Althaus, médecin à l'hôpital spécial pour les maladies du système nerveux (Londres) ; traduit et annoté par le Dr Gustave Darin ; 1876.

il fasse usage et que nous, nous regardons comme inefficace dans beaucoup de cas et nuisible dans d'autres.

Le docteur Althaus semble ne pas avoir, ou du moins le laisse-t-il croire, des notions suffisantes sur l'électricité statique et principalement sur ses applications thérapeutiques. Toutefois, d'après ce qu'il connaît de cet agent, il écrit avec une sincérité vraiment scientifique : « L'*électricité statique*, que l'on emploie très-rarement aujourd'hui, est un puissant stimulant, spécialement pour les nerfs sensitifs, et peut s'utiliser avec avantage chaque fois qu'il paraît désirable de produire une profonde modification dans l'état de ces nerfs, comme dans l'anesthésie, les maux de tête et certaines variétés de névralgie et de spasme. »

Il y a loin de cette opinion du célèbre spécialiste anglais à celle du docteur Duchenne, qui croyait l'électricité statique dénuée de toute vertu thérapeutique.

Enfin, un des plus illustres médecins d'Angleterre, le professeur J. Russel Reynolds (1), dans ses *Leçons cliniques sur l'électrothérapie*, a étudié avec beaucoup plus de sérieuse attention que ses confrères les effets physiologiques et les résultats thérapeutiques de l'électricité statique.

A coup sûr le savant professeur a beaucoup plus approfondi et surtout beaucoup plus appliqué l'électricité dynamique que l'électricité statique. Néanmoins il a sur celle-ci des connaissances suffisantes pour lui faire sa part large et équitable en thérapeutique.

« Dans certaines maladies, dit-il, le *bain électrique* produit des effets merveilleux sans occasionner aucun trouble au malade. Les seuls phénomènes que présente le sujet sont les suivants : les cheveux se dressent sur la tête sans

(1) Leçons cliniques sur l'électrothérapie, par le professeur J. Russel Reynolds, membre du Collége Royal des médecins ; professeur de pathologie interne ; examinateur pour la médecine à l'Université de Londres, médecin de l'hôpital de l'*University College*.

(Extrait de la *France médicale*, 1875.)

qu'il en ressente la moindre douleur ni la plus légère incommodité. Il est vraiment surprenant de voir avec quelle efficacité agit ce mode de traitement dans certaines formes morbides. Je l'ai vu faire disparaître en quelques secondes et comme par enchantement, un *tic douloureux* qui persistait depuis plusieurs jours. On peut également l'appliquer avec avantage dans certains cas de *névralgie sciatique*, de *phénomènes douloureux et insolites*, de *palpitations purement fonctionnelles*, et de *tremblement des extrémités*.

« Dans l'*aphonie*, si l'on fait jaillir une *étincelle* dans le larynx, quelle que soit la nature du fluide électrique, qu'il soit négatif ou positif, l'aphonie pourra, dans certains cas, disparaître promptement sous l'influence de ce traitement plus ou moins direct. Ce moyen a donné, à ma connaissance, de très-beaux résultats dans des cas où d'autres procédés électrothérapiques avaient été essayés plusieurs fois sans succès. »

Plus loin, étudiant les *effets cliniques et thé-*

rapeutiques de l'électricité statique, le professeur Russel Reynolds dit : « qu'on peut rappeler *à l'activité un nerf*, qu'il soit moteur ou sensitif, par l'électricité statique ;

« Que le meilleur moyen d'exciter la *tonicité vasculaire de la peau* est d'appliquer l'électricité statique au moyen d'étincelles. Ainsi appliquée, l'électricité excitera la vitalité de la peau, lui restituera souvent sa coloration normale, et rougira la peau de votre propre phalange, si vous l'employez comme conducteur des étincelles ;

« Que dans les cas d'*atrophie musculaire* ou d'*inactivité morbide*, la nutrition des muscles et leurs fonctions peuvent être rétablies par une forme quelconque d'électricité, dynamique ou statique, qui remettra en action le muscle atteint ;

« Que l'*hypéractivité des muscles*, comme la contracture musculaire, peut être diminuée par l'emploi de l'électricité statique ;

« Que les états d'*hypéresthésie des nerfs*, connus sous le nom de *névralgies*, peuvent être pour la plupart d'entre eux atténués par l'électricité statique. Et que celle-ci peut également être employée pour combattre les *spasmes convulsifs* et même les *tremblements de la paralysie agitante* ;

« Que l'électricité statique enfin donne de très-bons résultats dans toutes les paralysies. On dirige des étincelles sur la partie affectée. »

Parlant des *paralysies d'origine anémique* que l'on rencontre si souvent chez les jeunes filles pâles, atteintes d'hystérie, et qui dépendent plus ou moins de l'altération du sang, altération qui peut affecter les centres nerveux et produire un état particulier de faiblesse, l'auteur ajoute : « Je suis bien sûr que quelques-unes de ces paralysies locales cèdent parfois à l'application de l'électricité statique.

« Une de ces formes de paralysie anémique est celle qui est accompagnée de perte de la parole, de troubles vocaux : dysphonie ou aphonie. Ces derniers phénomènes ont été souvent désignés sous le nom d'*aphonie hystérique*.

« Ils peuvent être qualifiés d'hystériques, dans l'acception du mot; mais, dans beaucoup de cas, ils sont indépendants de tout phénomène, à proprement parler, hystérique. Alors souvent *quelques étincelles électriques* suffisent pour rendre immédiatement la voix.

« L'application d'un simple courant faradique est très-pénible pour le malade et le plus souvent reste sans effet, tandis que même la décharge électrique de la bouteille de Leyde ne cause aucune souffrance et souvent combat avec succès l'aphonie. »

(Inutile de répéter encore que pour obtenir ce résultat nous n'avons jamais employé que de faibles étincelles et que jamais, au grand jamais, ni dans ce cas ni dans aucun autre, nous n'avons fait usage de la bouteille de Leyde.)

Enfin le praticien anglais affirme « qu'on peut se servir avec avantage de l'électricité statique dans les *affections douloureuses*, telles que les névralgies, migraines, sciatiques, tics douloureux, etc. ; dans certains troubles de la sensibilité, tels que l'engourdissement, le picotement, piqûre d'épingles ou d'aiguilles, ou quelques autres. »

On peut, par cet aperçu, voir combien il est regrettable qu'un médecin aussi distingué que le docteur Russel Reynolds, qu'un professeur d'une telle valeur n'étudie pas et n'ait peut-être pas le temps d'étudier plus à fond l'électricité *statique*. Il ne tarderait pas à en voir tous les avantages, toutes les ressources, toute la supériorité. Et avec l'autorité que donnent la science, le talent, un grand nom, une haute position et une impartialité scientifique trop rare, il serait des mieux placés pour porter l'électricité *statique* à ce premier rang, qu'elle devrait occuper depuis longtemps déjà, dans le traitement des affections nerveuses si nombreuses, si variées et toujours si rebelles à toutes les autres médications.

Absorption de l'électricité statique par le corps humain.

Avant de décrire les autres procédés qui permettent d'administrer l'électricité *statique*, disons comment elle pénètre dans notre organisme.

Le corps de l'homme absorbe, pompe, pour ainsi dire, le fluide électrique par tous les pores qui s'ouvrent à sa surface.

C'est par eux que ce fluide se transmet jusque dans la profondeur des divers organes et des plus petites parties organiques.

Les pores de la surface du corps ne sont pas les seuls moyens qui permettent de faire arriver l'électricité dans notre économie. Il y a aussi les poumons qui, à chaque inspiration, reçoivent soit le fluide électrique simple, comme cela arrive dans le bain produisant autour du malade une atmosphère d'électricité qui pénètre dans les poumons avec l'air ordinaire; soit du fluide électrique modifié, comme cela a lieu lorsqu'on dirige dans la bouche entr'ouverte la pointe d'un excitateur.

Le fluide électrique, simple ou modifié, arrive donc avec l'air dans les vésicules bronchiques pour passer de là dans les vaisseaux sanguins, et circuler ainsi dans toutes les parties du corps.

Lorsque, à l'aide d'un excitateur, on dirige le courant électrique dans la bouche du malade, celui-ci sent un goût de métal très-prononcé. Quant à son expiration, elle a une odeur métallique si accentuée que les personnes qui sont autour peuvent la percevoir à une très-grande distance.

Courants électriques ou aigrettes.

Pour produire un *courant électrique* très-marqué, il suffit d'approcher du malade assis sur l'isoloir, la pointe d'un excitateur isolé ou direct, tenu à quelques centimètres de distance (fig. 4).

Le sujet éprouve alors la sensation d'un vent frais ou tiède selon que l'organe sur lequel on dirige le courant est sain ou mal portant.

Dans l'obscurité on aperçoit au bout de la pointe de l'excitateur une belle aigrette électrique, d'où le nom d'*électrisation par aigrettes* qu'on donne encore à ce procédé.

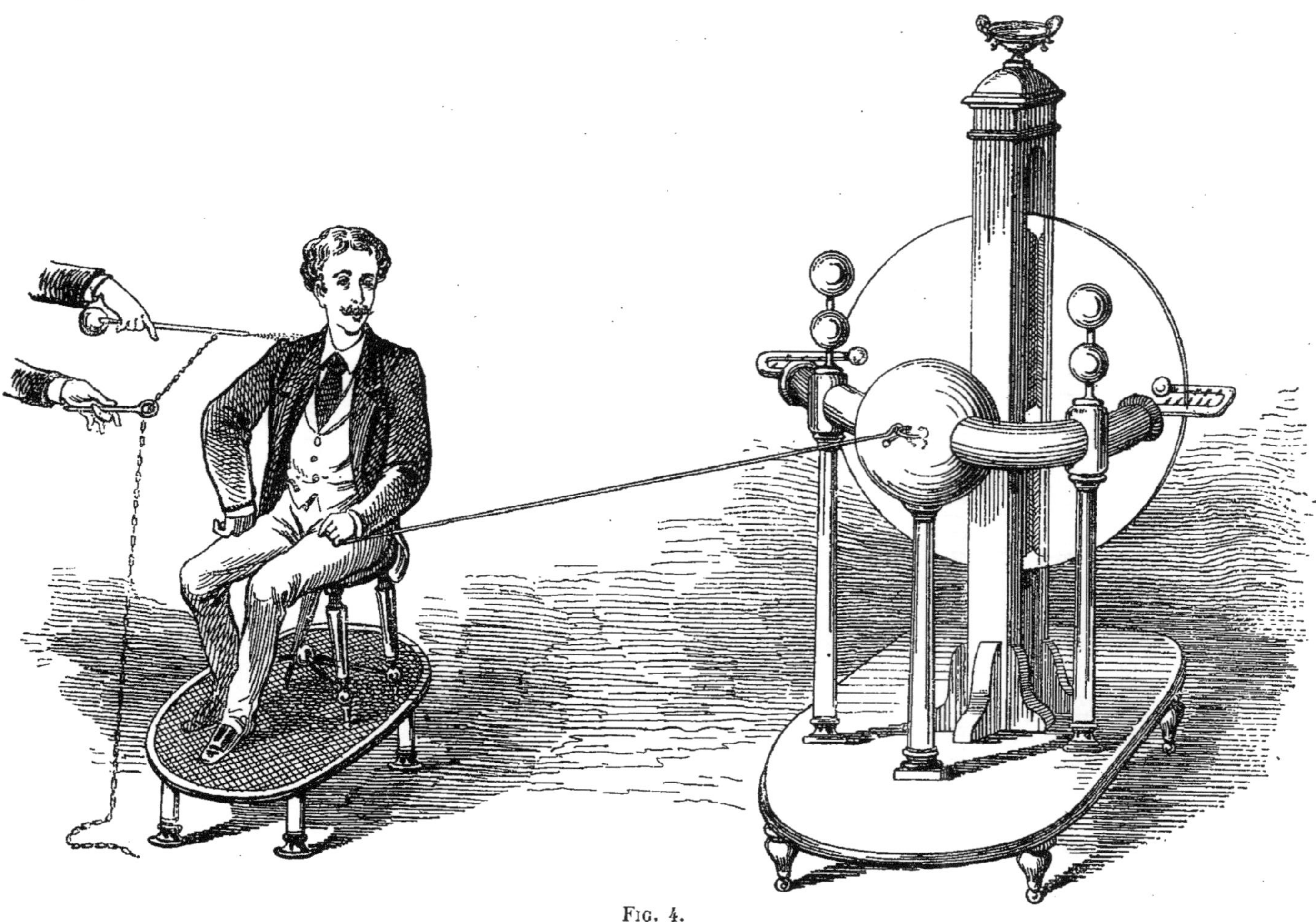

FIG. 4.

Souffle électrique.

Si l'excitateur, au lieu de se terminer par une seule pointe, se termine par une plaque métallique sur laquelle sont implantées un plus ou moins grand nombre de pointes (fig. 5),

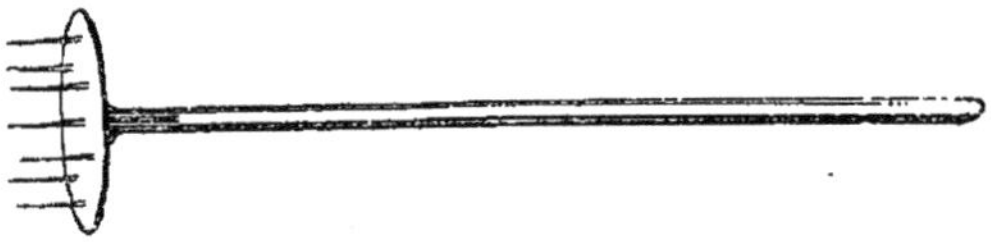

Fig. 5.

on obtient un courant beaucoup plus doux, auquel on a donné le nom de *souffle électrique*.

Tout d'abord on pourrait croire que plus il y a de pointes et plus le courant doit être fort. C'est tout le contraire, attendu que la force du courant, au lieu de se concentrer sur un seul point, se trouve divisée en autant de parties qu'il y a de pointes.

Outre la douceur, cet instrument offre encore un immense avantage, c'est d'occuper une grande surface et de pouvoir embrasser à la fois toute une région. (fig. 6.)

Si dans certains cas, il est nécessaire de donner un souffle très-doux, dans d'autres, nous l'avons reconnu, il est préférable d'administrer un souffle énergique qui est ordinairement plus calmant.

Pour cela nons avons imaginé un excitateur semblable au précédent, mais avec des pointes moins nombreuses, beaucoup plus grosses et arrondies aux extrémités. En un mot nous avons presque donné à ces pointes la forme des doigts.

Le courant et le souffle ont des propriétés calmantes très-prononcées, aussi conviennent-ils surtout dans les névroses, les névralgies et, en

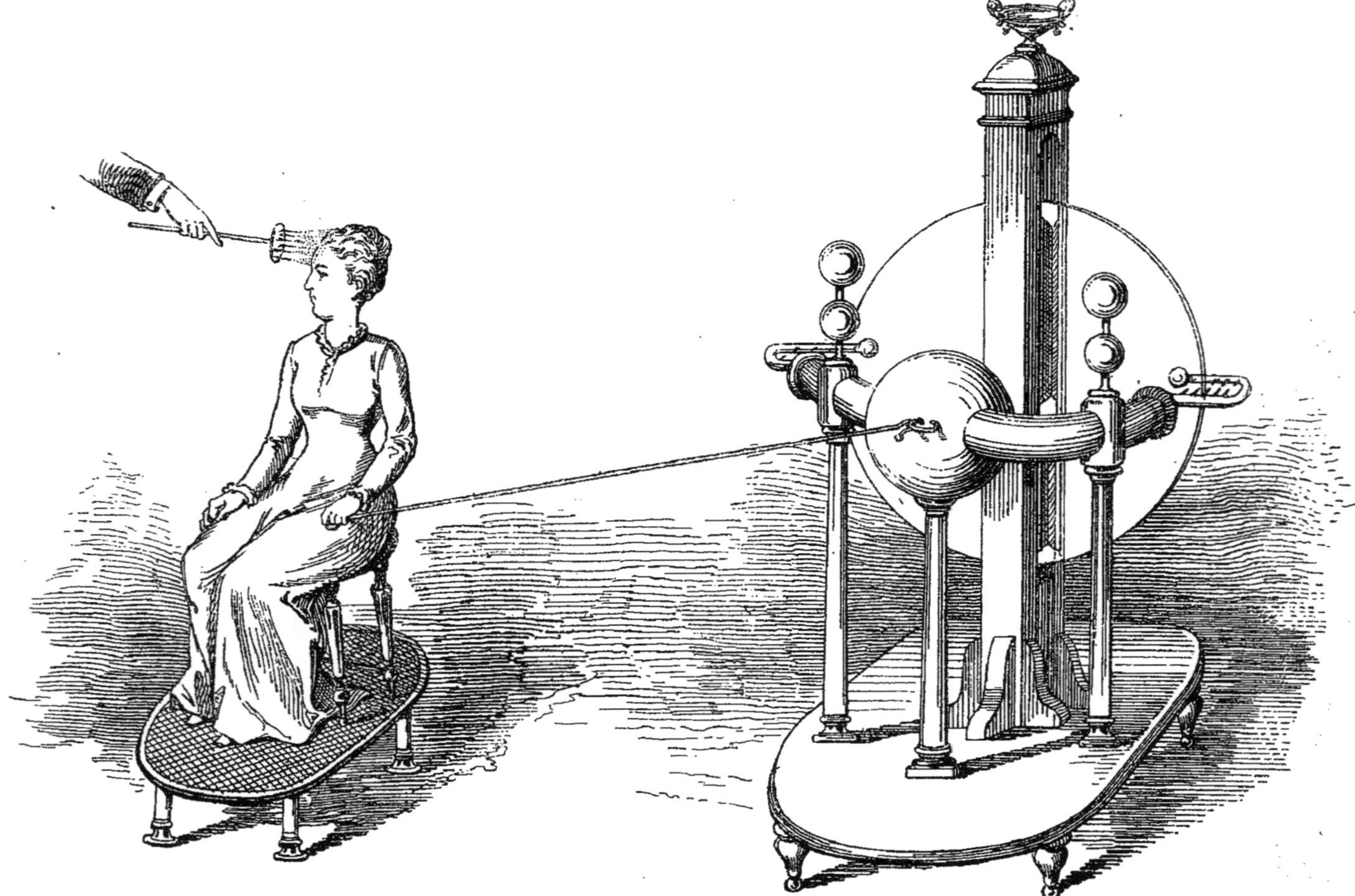

Fig. 6.

un mot, dans toutes les affections où existe le symptôme *douleur*.

L'excitateur à grosses pointes nous a souvent donné d'excellents résultats pour calmer les douleurs les plus violentes et les plus rebelles.

Nombre de fois il nous a permis de faire disparaître les douleurs fulgurantes, atroces, particulières à l'*ataxie locomotrice progressive*, cette affreuse maladie qui torture les malades et fait le désespoir des médecins.

Etincelles électriques.

Si au lieu de la pointe, on approche du malade la boule de l'excitateur, on obtient une *étincelle* plus ou moins forte selon la distance, mais toujours sans la moindre secousse.

On éloigne alors l'excitateur, afin de donner au conducteur et par conséquent au malade le temps de se charger de nouveau de fluide, et en rapprochant la boule on obtient une nouvelle étincelle (fig. 7).

Les étincelles déterminent un petit sentiment de piqûre, de la chaleur et la contraction des muscles électrisés.

Elles conviennent principalement dans les cas de paralysie, d'atrophie musculaire, de faiblesse, d'atonie, d'engourdissement, et comme dissolvant de certains engorgements et de certaines tumeurs.

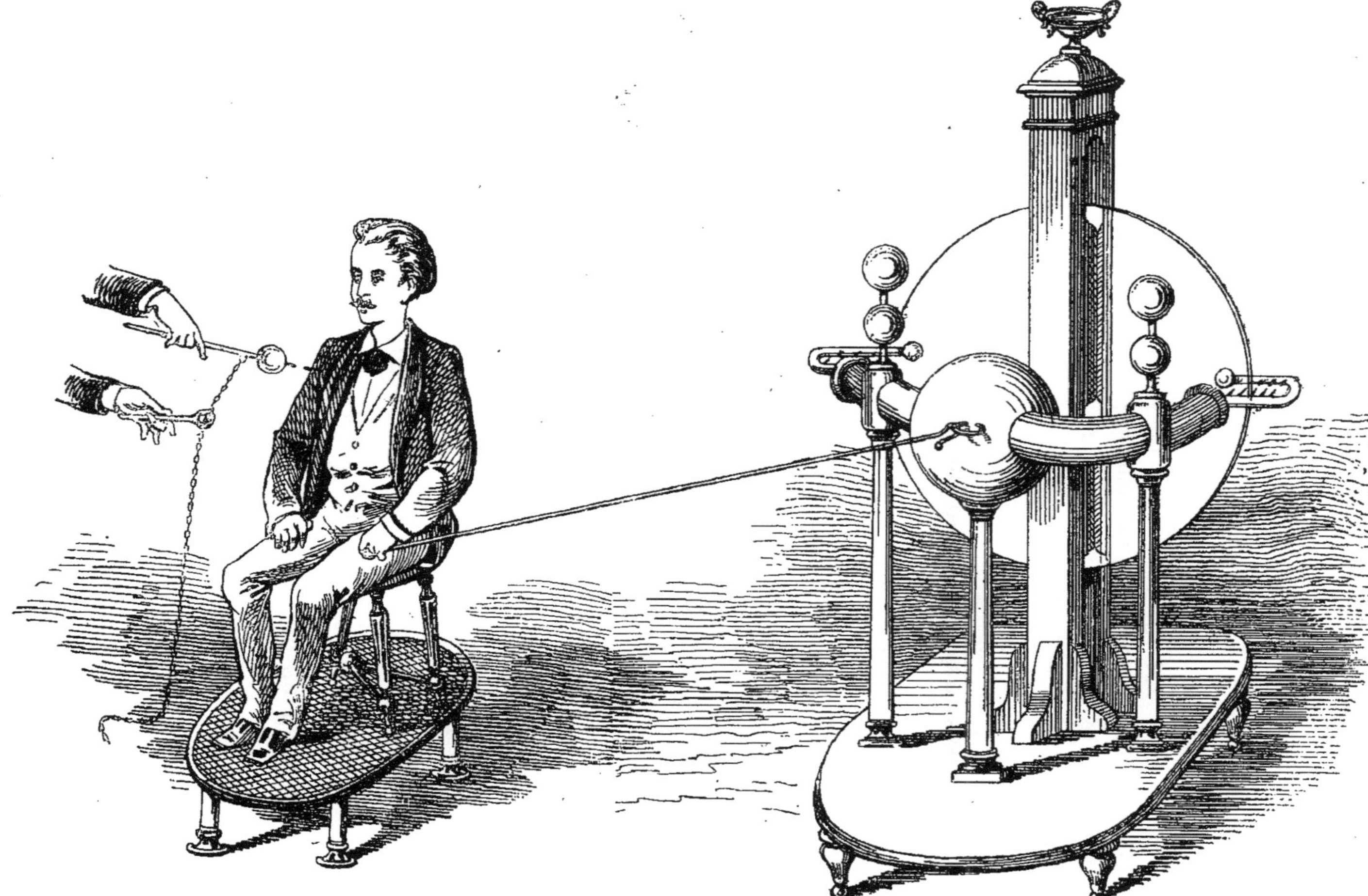

Fig. 7.

Frictions électriques.

Si l'on recouvre de laine ou de flanelle une partie du corps de telle sorte que l'étoffe s'applique bien exactement sans former aucun pli, qu'elle soit pour ainsi dire collée sur la partie malade, et que l'on promène légèrement sur cette partie ainsi recouverte la boule d'un excitateur, on provoque une douce chaleur et un picotement résultant d'une multitude de petites étincelles qui jaillissent entre la flanelle et la boule de l'excitateur.

Cette manière d'électriser, que l'on désigne sous le nom de *friction électrique*, donne dans beaucoup de cas les meilleurs résultats.

C'est au docteur Masars, de Cazeles (1) que

(1) Mémoire sur l'électricité médicale et histoire du traitement de 109 malades traités et la plupart guéris par l'électricité statique, par le Dr Masars de Cazeles ; 1780.

nous sommes redevables de cet excellent procédé qui, par ses résultats thérapeutiques, prend place en électrothérapie statique entre le courant et l'étincelle.

Il est nécessaire d'ajouter que plus on appuie la boule de l'excitateur sur la partie malade, moins la friction est forte ; au contraire, moins on appuie et plus la friction est énergique.

Au lieu de couvrir les parties malades sur lesquelles on veut pratiquer la friction, on peut les mettre à nu et envelopper alors de flanelle la boule de l'excitateur. Dans certains cas — les affections de la face en particulier — ce procédé est même préférable au précédent. Il est, en effet, plus facilement applicable aux régions qui, comme le visage, présentent peu d'étendue et beaucoup d'irrégularité.

Electrisation des oreilles.

Lorsqu'on veut soumettre à l'influence du courant électrique certaines cavités, les oreilles par exemple, il suffit de présenter à leur orifice la pointe de l'excitateur.

Mais s'il est nécessaire d'avoir recours aux étincelles et de pénétrer profondément, voici comment on opère :

On prend un tube de verre très-épais, traversé par une petite tige métallique dont les deux extrémités, saillantes en dehors du tube, se terminent par deux boules d'inégale grosseur (fig. 8).

Si, comme le représente cette figure, on veut électriser l'oreille dans un cas de surdité : le malade, assis sur l'isoloir, prend dans sa main le tube de verre et enfonce la plus petite boule dans

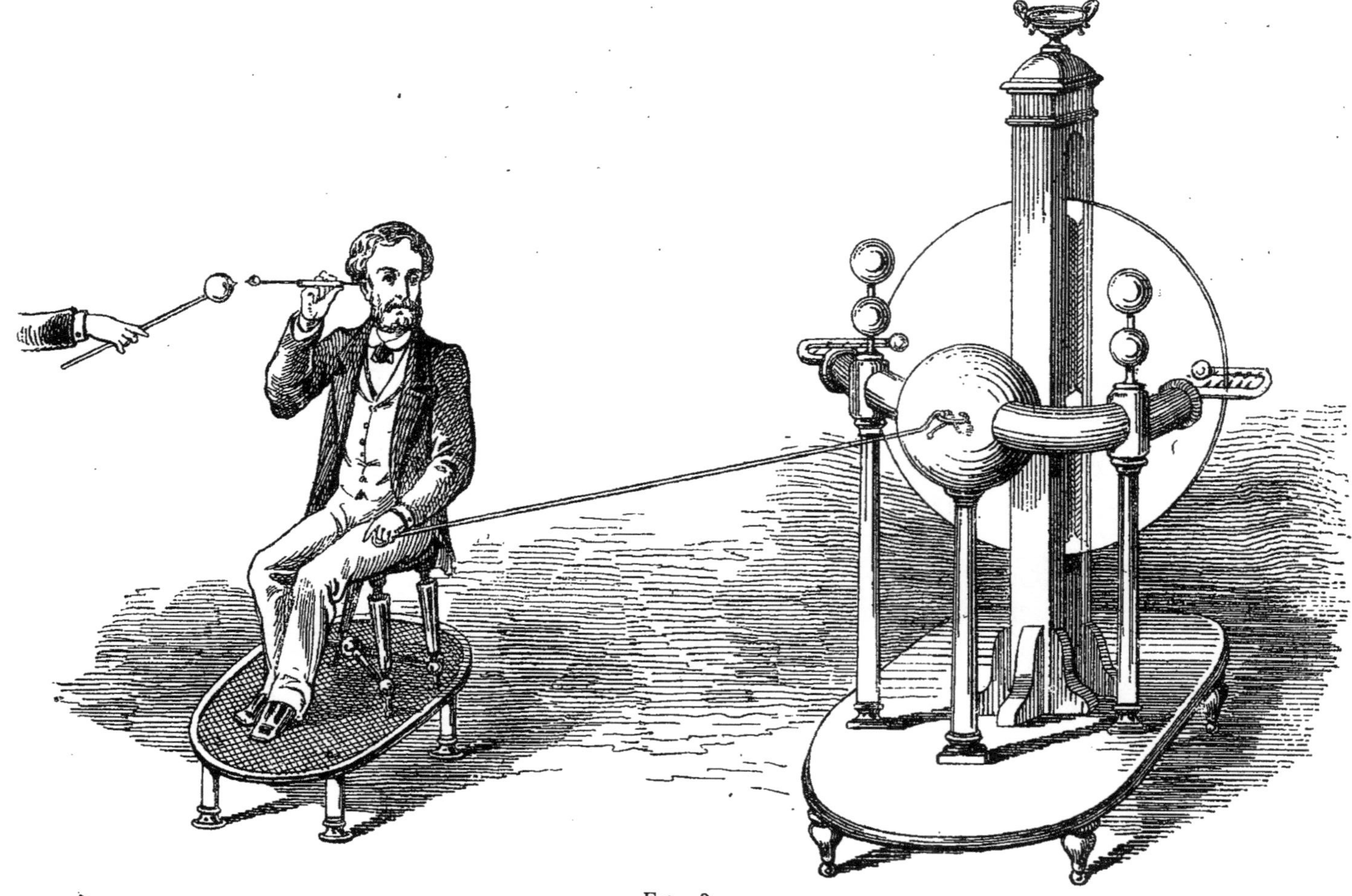

Fig. 8.

l'oreille aussi profondément que possible; tandis que l'opérateur, à l'aide de l'excitateur, fait jaillir une étincelle sur l'autre boule dont la grosseur ne dépasse pas celle d'une petite cerise. Cette étincelle est immédiatement reproduite à l'autre extrémité, c'est-à-dire entre la boule introduite dans l'oreille et la portion de l'oreille qui lui correspond.

Il faut que cette dernière boule soit extrêmement petite afin d'arriver très-près de la membrane du tympan. Souvent même il est préférable, afin de pénétrer très-avant, de ne pas mettre de boule et d'arrondir simplement l'extrémité de la tige métallique.

Autre procédé opératoire.

Toutes les opérations électriques que nous avons décrites se pratiquent, avons-nous dit, alors que le malade est sur l'isoloir et le médecin sur le sol.

Dans certains cas, il est préférable et même nécessaire de renverser les rôles : le médecin monte alors sur l'isoloir et le malade reste à terre. Le fluide électrique que ce dernier reçoit ainsi est plus doux, parce qu'il ne fait que traverser rapidement son corps pour s'écouler dans le sol.

Certains auteurs du siècle dernier, entre autres Cavallo (1), célèbre médecin anglais, donnaient presque toujours la préférence à ce

(1) Traité complet d'électricité par le Dr Cavallo; 1785.

procédé et assuraient en avoir retiré les plus grands avantages.

Quant à nous, nous l'avons quelquefois employé avec le plus grand succès, ainsi qu'on le verra dans le chapitre des observations.

Il y a des cas où ce procédé est même le seul que l'on puisse mettre en pratique : c'est lorsque le malade est au lit et dans l'impossibilité absolue de se lever. Le médecin monte alors sur l'isoloir et électrise le malade couché.

Il est vrai qu'on pourrait isoler le lit sur des pieds de verre, mais ce serait certainement plus long et moins commode.

Lois fondamentales.

L'électricité *statique* repose sur des principes que le médecin doit observer avec la plus grande rigueur s'il veut toujours être certain de réussir dans les cures qu'il entreprend.

1re *Loi.* — Dans presque toutes les maladies nerveuses, les courants, les frictions et les étincelles doivent toujours être dirigés de la naissance des nerfs à leur terminaison, c'est-à-dire de *haut en bas*, de la tête aux pieds, et toujours aussi dans la direction des nerfs et des muscles malades.

Cette règle est applicable à presque tous les cas. Elle est tellement générale que, pendant très-longtemps, nous ne lui avons trouvé aucune exception. Depuis quelques années, nous avons eu deux cas d'hystérie très-graves et très-rebelles qui ont résisté aux courants et frictions administrés de haut en bas. Ces affections n'ont cédé qu'à des frictions et des courants *ascendants*, c'est-à-dire dirigés en remontant des pieds vers la tête.

Ici, comme toujours, on insistait spécialement sur les centres nerveux.

2e *Loi*. — Dans toutes les affections qui réclament l'emploi de l'électricité statique, qu'elles soient généralisées ou localisées, il faut toujours *agir sur les centres nerveux*.

Il n'est pas besoin d'insister sur la nécessité d'agir sur les centres nerveux dans les maladies généralisées, comme le sont les névroses ; cela est de toute évidence.

Mais ce que l'on pourrait moins comprendre, c'est que la même nécessité existe pour les maladies localisées. Je suppose un malade atteint d'une névralgie du bras ou de la face. Dans l'un ou l'autre cas, non-seulement il faudra diriger sur les parties malades, soit des courants, soit des frictions, soit des étincelles, mais il sera nécessaire d'agir en même temps sur la tête et sur la colonne vertébrale. Si l'on n'électrisait que les parties douloureuses, on n'arriverait qu'à un résultat incomplet.

3e *Loi.* — Pour produire un souffle, un courant, une étincelle ou une friction puissante, il faut que le *vêtement extérieur soit en laine ou en flanelle.*

Le coton et le lin étant trop bons conducteurs ne retiennent pas l'électricité et ne permettent pas dès lors de pratiquer convenablement ces opérations.

4e *Loi.* — Il faut également que ce vêtement extérieur en laine soit *très-étroit* et s'applique exactement sur le corps. S'il était large, il s'introduirait de l'air entre lui et la peau, de sorte que le malade sentirait à peine les étincelles et pas du tout les courants.

Du diagnostic électrique.

Nous attirons toute l'attention de nos confrères sur les deux axiomes qui suivent :

1° *Toutes les fois que l'homme est souffrant, le fluide électrique cesse de passer uniformément dans son organisme.*

2° *Toujours l'électricité statique est sans effet, ou se modifie sensiblement à l'endroit où siége un mal quelconque.*

Nous n'avons pas besoin d'insister pour faire comprendre de quel secours cette propriété peut être quelquefois, pour le médecin, dans la pose d'un diagnostic.

Dans certaines maladies latentes, d'un siége équivoque, l'*électricité statique* indique sûrement l'organe lésé, et le praticien n'a plus à demander à la science que de déterminer la maladie qui l'affecte.

Craint-il, par exemple, une lésion de la moelle épinière? Il devra alors explorer la colonne vertébrale. Avec le bain électrique, rien de plus facile. Pendant que le malade est sur l'isoloir en communication avec la machine, l'opérateur promène légèrement, de haut en bas, sur l'épine dorsale, la boule d'un excitateur métallique et observe avec attention les points qui restent insensibles, rebelles à toute excitation. C'est dans les endroits où le malade ne ressent rien, ou presque rien, que siége son mal. Au médecin maintenant d'en déterminer la nature et d'en instituer le traitement.

Au lieu d'employer la boule d'un excitateur, M. Beckensteiner (1) préfère se servir de la main pour cette opération indicatrice. Le but de l'auteur est probablement d'embrasser une plus grande surface à la fois; mais cela nous a toujours paru tout à fait inutile.

(1) Etudes sur l'électricité, par M. Beckensteiner; 1859.

Citons seulement trois exemples pour mieux faire comprendre l'importance du rôle joué par l'électricité statique dans la détermination du diagnostic :

Dans l'*ataxie locomotrice progressive*, le malade ne sent ni les courants, ni les frictions, ni même les étincelles dans la partie inférieure de la colonne vertébrale, siége de son mal.

Dans la phthisie pulmonaire, le courant électrique fait éprouver une sensation de chaleur très-marquée lorsqu'il passe sur la région malade, tandis qu'il produit une sensation de fraîcheur sur toutes les autres parties de la poitrine restées saines.

Enfin, dans la *gastralgie*, les étincelles dirigées directement sur l'estomac ne sont pas ou sont à peine senties par le sujet ; tandis qu'elles impressionnent vivement tous ses autres organes. Mais à mesure que l'affection marche vers la guérison, les étincelles deviennent de plus en plus sensibles.

Employer toujours les moyens les plus doux.

Nous venons d'exposer les différentes manières d'appliquer l'*électricité statique* au traitement des maladies. Nous dirons plus loin quels sont les procédés qu'il convient d'employer dans tel ou tel cas.

En ce moment, nous voulons seulement bien établir ce que nous avons déjà, nous l'espérons, suffisamment laissé entrevoir : qu'il faut, si l'on veut réussir, apporter la plus grande douceur dans son administration, et ne jamais passer à un moyen plus puissant qu'après avoir reconnu trop faible celui qu'on employait.

Il est toujours mauvais d'avoir recours à un traitement électrique vigoureux, lorsqu'un traitement plus doux peut suffire.

Les médecins du siècle dernier étaient complétement de cet avis. Ainsi, lorsqu'ils commencèrent à appliquer l'électricité à la cure de la paralysie qui, de toutes les maladies est celle qui exige les moyens les plus énergiques, ils eurent tout d'abord recours aux commotions produites par la bouteille de Leyde. Mais ils ne tardèrent pas à y renoncer et, en 1784, Mauduyt écrivait :

« Je crois les simples étincelles bien préférables, parce que, quoique souvent les commotions aient un effet plus prompt et plus marqué pour le moment, cet effet n'est pas aussi durable que celui des étincelles. Ainsi, il m'est souvent arrivé d'obtenir subitement, par des commotions, l'extension des parties, comme des doigts ou du bras, qui étaient fléchies ou courbées ; mais peu de temps après, la contraction de ces mêmes parties était aussi forte, et quelquefois l'était plus qu'avant l'opération. Au lieu que l'extension lente et graduelle qu'on obtient par les étincelles, est communément permanente, s'accroît par degré, se conserve et ne rétrograde que très-rarement » (1).

Le docteur Thillaye (2) était de la même opinion, et tous ceux qui appliqueront notre méthode devront toujours avoir présente à l'esprit cette judicieuse observation de ce savant médecin :

« Il est certain, dit-il, que plus l'on commence par administrer l'électricité avec force, plus vite on arrive à un état d'amélioration auquel on ne peut plus ajouter. Tandis qu'en marchant avec plus de lenteur, on a l'avantage d'approcher plus près de la guérison et presque toujours de l'achever. »

(1) Mauduyt. Mémoire sur les différentes manières d'électriser ; 1784.

(2) Essai sur l'emploi médical de l'électricité et du galvanisme, par le Dr Thillaye ; 1803.

Traitement interne.

L'électricité statique, appliquée comme nous l'avons dit, suffit presque toujours pour triompher de toutes les affections nerveuses et rhumatismales qui, bien entendu, ne sont liées à aucune lésion organique.

Quelquefois cependant, en donnant en même temps à l'intérieur quelques médicaments indiqués par la nature même de la maladie, on obtient la guérison, sinon plus sûrement, du moins plus rapidement.

Supposons qu'on ait affaire à une hystérie très-grave et très-ancienne. En même temps qu'on électrisera la malade, on pourra lui prescrire les remèdes ordinaires de cette affection, la valériane et la belladone, par exemple. Et la réunion de l'électricité et de l'action interne de la belladone et de la valériane réussira très-vite à guérir l'affection en question, quand chacun de ces agents, employé isolément, aurait pu échouer ou du moins n'agir que très-lentement.

Seul, le praticien est en état d'apprécier, d'après les conditions particulières à chaque cas, s'il est nécessaire ou non de donner, en même temps que l'électricité, des remèdes internes et quels sont ceux qu'il convient de prescrire.

L'unique chose qu'il ne doive jamais oublier, c'est d'administrer toujours des doses inférieures aux doses habituelles, attendu que le fluide électrique augmente à la fois leur absorption et leur énergie.

Durée du traitement électrique.

La durée du traitement électrique varie avec la *gravité* et plus encore avec l'*ancienneté* de la maladie.

Lorsque celle-ci est récente, elle disparaît très-rapidement.

Nombre de fois, deux ou trois électrisations nous ont suffi pour guérir à tout jamais des douleurs névralgiques et rhumatismales extrêmement violentes, mais qui n'existaient que depuis peu de temps.

Mais si l'on a à combattre ces affections chroniques contre lesquelles tout a déjà été inutilement tenté, il faut un temps beaucoup plus long et une ferme persévérance.

Souvent on a vu des maladies qui, pendant un laps de temps assez considérable, deux, trois et même quatre mois, semblaient résister à notre médication, céder ensuite et finir par guérir tout à fait.

Phénomène curieux à noter, nous avons presque toujours observé que, dans les cas où l'amélioration se faisait un peu attendre, aussitôt qu'elle avait commencé elle s'accentuait rapidement. De sorte que chez ces malades, qui tout d'abord avaient paru réfractaires, la durée totale de la cure n'était pas, en définitive, sensiblement plus longue que chez les autres.

Enfin, dans quelques cas, très-rares à la vérité, il nous est arrivé de n'obtenir, pendant toute la durée de la médication, qu'un mieux plus ou moins notable. Mais à peine les malades avaient-ils cessé l'électricité, qu'ils voyaient survenir une réaction bienfaisante et soudaine qui produisait en peu de jours une guérison complète et définitive. La même chose n'arrive-t-elle pas souvent avec les Eaux?

Toutefois on comprend que, pour qu'il en soit

ainsi, il est indispensable que le malade ait suivi la médication pendant un ou plusieurs mois, en un mot, pendant le temps jugé nécessaire par le médecin. Si le nombre des électrisations était insuffisant, la guérison, après cessation du traitement électrique, ne pourrait naturellement pas se produire.

Il en est du reste de l'*électricité statique* comme de tous les remèdes qui, dans les affections anciennes, n'opèrent leurs effets qu'avec le temps.

« Lorsqu'une maladie, écrivait l'illustre Trousseau, est profondément entrée dans l'organisme, lorsqu'elle domine, pour ainsi dire, toute sa substance, on ne saurait avoir la prétention de faire taire ses manifestations, de la guérir en un court espace de temps. »

Toutes ces raisons doivent engager le malade aussi bien que le médecin, à ne pas se rebuter aussi promptement qu'ils le font quelquefois l'un et l'autre.

Que tous les deux le sachent bien, c'est surtout pour les affections qui font le sujet de ce livre qu'a été formulé l'axiome médical si connu et si vrai :

A maladie chronique, traitement chronique.

ÉLECTRICITÉ STATIQUE

DEUXIÈME PARTIE

OBSERVATIONS CLINIQUES

A coup sûr notre intention ne peut être de rapporter ici les observations de tous les malades que nous avons traités. Nous dépasserions de beaucoup les limites de notre cadre.

Nous nous bornerons à choisir, dans chaque espèce de maladies, les cas les plus intéressants, particulièrement ceux qui avaient résisté à toutes les autres médications et dans lesquels notre traitement a eu un plein succès.

CHAPITRE PREMIER

Névralgies

Les *névralgies* sont des affections caractérisées par une douleur plus ou moins vive ayant son siége dans les cordons nerveux.

Lorsque les douleurs névralgiques sont sous la dépendance d'une lésion organique, ou d'une tumeur quelconque, il n'y a pas d'autre moyen de les faire cesser que de faire disparaître la cause qui les a déterminées et les entretient.

Mais quand la névralgie est ce que l'on appelle *essentielle*, c'est-à-dire qu'elle n'est liée à aucune altération d'organe, il n'est pas de médication aussi efficace que l'*électricité statique*, quel que soit du reste le siége du mal.

Nous avons traité un nombre considérable de malades, principalement des femmes, atteints de névralgies faciales et autres, des plus douloureuses et des plus rebelles, et presque toujours nous avons pleinement réussi. Nos observations abondent, et nous n'avons que l'embarras du choix pour nos citations.

Commençons par le cas le plus atrocement douloureux qu'il nous ait été donné d'observer en dix ans de pratique.

Observation I.

Tic douloureux. — Névralgie trifaciale.

M. le comte de X..., 69 ans, d'une constitution vigoureuse, a toujours joui d'une santé excellente.

Il y a trois ans qu'il est atteint d'une *névralgie trifaciale* ou *tic douloureux.*

Depuis quelques mois sa maladie s'est localisée sur le côté droit de la *pointe de la langue*, avec un caractère d'acuité si excessif qu'elle l'empêche de parler et de manger.

La douleur est constante, mais elle présente des exacerbations vraiment épouvantables. Pendant ces horribles crises, qui durent ordinairement une à deux heures, et se renouvellent plusieurs fois dans la même journée, M. de X..., doué d'une énergie peu commune, s'enferme seul dans une chambre, se cramponne, s'arc-boute à des barres de fer qu'il a fait poser exprès, et pousse de véritables hurlements.

Ces crises arrivent quelquefois sans cause ; quelquefois aussi elles surviennent lorsque le malade veut prendre une cuillerée de potage ou même prononcer un simple mot.

Depuis trois ans les douleurs du côté droit de la face (car le tic douloureux est resté borné à ce côté) ont toujours été atroces. Mais pour le comte, elles n'étaient rien autrefois, comparées à celles qu'il éprouve depuis qu'elles se sont portées plus spécialement sur la langue.

Quant à nous, nous n'avons jamais vu le *point lingual*, du reste assez rare, acquérir un pareil degré de douleur.

Toutes les médications imaginables, les plus diverses et les plus actives furent tour à tour essayées sans le moindre succès.

L'opium, la belladone, l'hyoscyamine, le bromure de potassium, le chloral, les injections sous-cutanées de morphine, etc., ne produisirent aucune amélioration.

L'hydrothérapie ne réussit pas davantage.

Quant à l'électricité (mais l'électricité *dynamique*) qui fut essayée cependant avec beaucoup de prudence, elle exaspéra tellement les douleurs, qu'on dut y renoncer après la huitième séance. Le malade était beaucoup plus mal, et croyait, disait-il, devenir fou.

Enfin, un des chirurgiens les plus occupés de Paris proposa l'ablation de la moitié antérieure de la langue, opération que, suivant nous. on eut grandement raison de refuser.

Dans de pareilles conditions, la vie était devenue pour le comte de X..., un long et douloureux martyre. Il avait renoncé à la guérison et ne voulait plus entreprendre aucun nouveau traitement. Ce n'est que sur l'insistance pressante d'un de nos clients de sa connaissance, qu'il se décida, après de longues hésitations, à venir nous consulter.

Lorsque nous lui parlâmes d'électricité, il poussa un cri, disant que jamais, au grand jamais, il ne recommencerait un traitement qui lui avait fait tant de mal!

Mais lorsque nous lui eûmes démontré la différence capitale qui existe entre l'électricité *statique* et l'électricité *dynamique* à laquelle il avait été soumis, et que nous lui eûmes expliqué en quelques mots notre méthode, il se rendit à nos conseils.

Traitement. — En raison de la violence et de la tenacité des douleurs, nous donnâmes chaque jour deux électrisations à une heure d'intervalle l'une de l'autre, employant seulement, les deux premiers jours, le *bain électrique*, le *souffle* et le *courant*.

Le troisième jour, nous constations déjà un certain mieux, et comme le patient n'avait plus peur de l'électricité, nous administrâmes une vingtaine de petites *étincelles* sur l'extrémité douloureuse de la langue.

Ces moyens eurent un succès complet, et beaucoup plus rapide que nous n'osions l'espérer. Nous pensions, en effet, que la cure exigerait plusieurs mois de traitement, et, dès la fin du premier, le malade était guéri.

Les douleurs avaient entièrement disparu ; le comte de X... parlait et mangeait comme tout le monde, et avait repris sa bonne mine et sa vigueur d'autrefois.

Néanmoins, afin de se mettre avec certitude à l'abri d'une rechute, il fit encore un traitement électrique d'un mois, ne prenant plus qu'une séance par jour, de huit à dix minutes de durée.

Nous l'avons revu plusieurs fois depuis sa guérison, et nous avons pu nous convaincre qu'elle était définitive.

Observation II.

Névralgie faciale.

Mme X..., 36 ans, est atteinte, depuis deux ans et demi, d'une névralgie faciale du côté gauche.

Les douleurs sont presque continuelles, très-violentes, et se font aussi quelquefois sentir du côté droit.

Toutes les médications internes et externes étant restées inutiles, la malade vint nous consulter au mois de juin 1875.

Traitement. — Mme X..., naturellement très-nerveuse, est encore devenue plus irritable par suite des souffrances qu'elle endure depuis bientôt trois ans; aussi pensons-nous ne devoir employer chez elle que les moyens les plus faibles.

Pendant les quatre premiers jours, nous nous bornons à l'usage du *bain fluidique*, d'un quart d'heure de durée. Nous passons ensuite au *souffle* de plus en plus fort. Enfin, beaucoup plus tard, nous ajoutons aux moyens précédents quelques *frictions électriques* légères, principalement sur la colonne vertébrale.

La malade éprouve bientôt une amélioration sensible, et deux mois sont à peine écoulés que toute trace de névralgie a disparu.

Voilà trois ans que Mme X... est guérie ; aucune douleur névralgique n'est survenue depuis cette époque.

Observation III.

Névralgie du plexus cervico-brachial.

Mme X..., 46 ans, m'a été adressée l'année dernière par un de nos professeurs les plus distingués. Je copie la lettre qu'il me fit remettre par la malade :

« Mon cher confrère, je vous adresse et vous recommande ma cliente, Mme X..., atteinte de névralgie du *plexus cervico-brachial* et spécialement des nerfs radial et cubital du côté droit. Je ne vois aucune cause organique qui puisse être ici affirmée et j'attribue cette affection à la constitution médicale actuelle, d'autant qu'elle est survenue en même temps qu'un catarrhe saisonnier qui dure encore, et que la malade a l'habitude de s'exposer constamment à des courants d'air.

« J'espère donc que vous guérirez cette affection qui a résisté à l'application des courants induits, au sulfate de quinine, à la térébenthine, et que les applications de chloroforme et les injections de morphine calment passagèrement sans en empêcher le retour. »

TRAITEMENT. — Le *bain*, le *souffle*, les *courants*, les *frictions* et quelques *étincelles* furent successivement employés et, au bout d'un mois, Mme X..., complétement guérie, cessa son traitement.

OBSERVATION IV.

Névralgie intercostale

ET

Névralgie sciatique.

M. X..., 42 ans, est atteint depuis deux ans de *névralgies intercostales* et d'une *névralgie sciatique* de la jambe gauche.

Vésicatoires volants, injections sous-cutanées de morphine, pointes de feu, bains de vapeurs, térébenthine à l'intérieur, etc., ont été inutilement mis en usage.

TRAITEMENT. — Le malade étant vigoureux et énergique, nous employons dès la première séance les *courants* et les *frictions électriques*.

Le lendemain et les jours suivants, nous augmentons l'énergie des frictions et donnons quelques *étincelles*.

La guérison est entière au bout de six semaines.

OBSERVATION V.

Névralgie faciale

ET

Névralgie lombo-abdominale.

Mme X..., 40 ans, est atteinte depuis quatre ans d'une *névralgie faciale* du côté gauche et d'une *névralgie du côté droit de l'abdomen*.

Cette dernière, presque continuelle, est exaspérée par la marche et devient extrêmement vive pendant l'époque menstruelle.

Traitement. — La malade étant très-impressionnable, nous n'employons que les procédés les plus faibles : *bain*, *souffle* et *aigrettes*.

Plus tard, pour achever et consolider la guérison, obtenue en trois mois, nous pratiquons quelques légères *frictions* sur la colonne vertébrale et sur le côté douloureux du ventre.

Observation VI.

Névralgie sciatique.

M. X..., 37 ans, me fait appeler pour une *sciatique des deux jambes* qui le tient cloué au lit depuis trois jours et le fait horriblement souffrir.

Le malade étant obligé de partir très-prochainement en voyage, je l'engage à se faire apporter le jour même à mon cabinet par deux domestiques. Il suit mon conseil et je l'électrise ce jour-là, comme les jours suivants, deux fois à une heure d'intervalle.

Dès le lendemain il y avait une amélioration très-notable, et huit jours après, M. X..., tout à fait rétabli, partait pour l'Angleterre.

Observation VII.

Névralgie faciale.

Mme X..., 38 ans, très-nerveuse et présentant de nombreux symptômes *hystériques*, vient me prier de la débarrasser d'une *névralgie faciale* du côté gauche qui, depuis deux jours, la fait beaucoup souffrir et rend le sommeil impossible.

Comme la névralgie était récente, elle fut sensiblement calmée à la première électrisation, et dès la quatrième elle avait disparu.

Remarque. — Cette observation, ainsi que la précédente, montre que lorsque l'affection n'existe que depuis peu de temps, il suffit de quelques électrisations pour en triompher à tout jamais.

Malheureusement les malades, en général, attendent toujours trop longtemps avant de consulter le médecin et laissent ainsi la maladie prendre racine dans l'organisme. Le traitement devient alors beaucoup plus long, mais le succès n'en reste pas moins tout aussi certain pour nous.

CHAPITRE II.

Migraine

La *migraine*, par elle-même, n'offre aucune gravité, mais il est peu d'affections plus douloureuses.

C'est un mal très-fréquent et il se passe rarement un jour sans que le médecin en rencontre un ou plusieurs cas dans sa pratique. Aussi, avons-nous souvent eu l'occasion de traiter cette affection, et les résultats que nous avons obtenus nous permettent d'affirmer que l'électricité *statique* est son seul et véritable remède.

OBSERVATION I.

Mme X..., 38 ans, d'une nature délicate, d'un tempérament très-nerveux, est atteinte depuis douze ans de *migraines* qui reviennent une et même deux fois par semaine.

Pendant les accès qui durent de vingt-quatre à quarante-huit heures, elle est forcée non-seulement de garder le lit, mais de s'enfermer dans une chambre bien close et très-obscure. Le plus petit bruit, la moindre lumière exaspèrent encore l'extrême violence de la céphalalgie qui s'étend à toutes les parties de la tête : les yeux, les sourcils, le front, les tempes et l'occiput.

En même temps se montrent des nausées et des vomissements qui ne laissent pas un instant de répit à la pauvre patiente.

Mme X..., qui jouit d'une grande fortune et d'une haute position, se trouve obligée de renoncer au monde, ne sachant jamais si la migraine lui permettra de recevoir tel jour où d'accepter une invitation tel autre jour. De là, tristesse et *hypochondrie* qui viennent compliquer l'affection première.

C'est après avoir vainement essayé tous les moyens possibles que Mme X... vint réclamer nos soins.

L'amélioration commença vers la quinzième électrisation. Elle devint chaque jour plus sensible, mais la cure exigea, en raison de l'ancienneté de la maladie, un traitement de trois mois.

Depuis deux ans qu'elle est guérie, nous avons souvent l'occasion de revoir Mme X.., dont nous soignons toute la famille, et nous avons pu constater qu'elle est bien définitivement débarrassée de la migraine qui l'avait fait souffrir pendant tant d'années.

Observation II.

L'observation suivante a été publiée le 4 octobre dernier dans le journal *l'Union médicale*. Nous la reproduisons textuellement :

A Monsieur Amédée Latour.

Monsieur le directeur et très-honoré confrère,

Témoin, dans ma famille, d'un fait remarquable

de guérison d'une *migraine* invétérée par *l'électrothérapie statique*, je viens réclamer la publicité de votre estimable journal pour cette observation, qui me semble mériter l'attention des praticiens.

Agréez, je vous prie, etc.

Dr Hache,
Ancien chirurgien en chef
de l'hôpital d'Etampes.

Migraine héréditaire et constitutionnelle datant de plus de trente ans, compliquée depuis deux ans de gastralgie rebelle ; traitement par l'électricité statique; guérison.

M. X..., né d'un père goutteux et d'une mère gastralgique, a souffert pendant l'enfance d'une grande irritabilité gastro-intestinale. Toutefois, grâce à un régime soutenu et à une bonne hygiène, il a acquis une santé robuste et une constitution bien équilibrée.

Mais, dès ses plus jeunes années, il a été affecté de *migraines* qui ont fait le tourment de sa vie.

Les accès, extrêmement douloureux, presque toujours liés à un trouble digestif, accompagnés de vomissements alimentaires ou bilieux, duraient de douze heures à deux jours. Ils se répétaient presque chaque semaine sous des influences très-diverses, modification de régime, changement d'heure des repas, refroidissement, émotions morales, etc., etc.... Néanmoins, le repos de l'esprit, l'habitation à la campagne, les voyages, le séjour au bord de la mer, atténuaient constamment les accès et les éloignaient pendant quelques semaines.

Telle fut la situation de M. X... jusqu'à l'âge de 45 ans. Attaché à une importante affaire financière qui exige un travail assidu et entraîne une grande responsabilité, il a dû déployer beaucoup d'énergie morale pour lutter contre ses crises névralgiques toutes les fois qu'il n'a pas pu se soustraire à ses occupations. Heureusement, les grands exercices, l'escrime, la chasse, l'équitation, qui occupaient ses loisirs, ont développé sa vigueur musculaire et neutralisé la prédominance névropathique.

En 1867, aux souffrances habituelles s'étaient joints un rhumatisme vague, de fréquentes éruptions furonculeuses et une pharyngite granuleuse opiniâtre. Je conseillai alors les eaux d'Aix-les-Bains. Ce traitement, auquel on revint à deux reprises (en 1874 et 1875), exerça à chaque fois une influence favorable sur les affections secondaires, mais la migraine habituelle n'en fut nullement modifiée ; elle se compliqua même, dans les deux dernières années, d'une gastralgie acide, rebelle à tous les calmants, qui exigeait l'usage continu des eaux gazeuses alcalines et du charbon, en même temps qu'un régime exclusivement animalisé.

C'est en octobre 1875, trois mois après la dernière saison d'Aix-les-Bains, que le docteur Arthuis fut consulté. Après avoir atténué les symptômes gastralgiques par l'usage du vin de pepsine, il proposa pour traitement général l'emploi de l'électricité *statique*, qui est depuis plus de huit ans l'objet spécial de ses études.

M. X... se soumit à vingt-cinq séances quotidiennes d'électrisation (de dix minutes); puis, pendant trois semaines, les séances n'eurent lieu qu'à deux jours et enfin à trois jours d'intervalle.

Le nombre total des électrisations fut de 40.

Après la quinzième séance, une migraine des plus violentes se manifesta, mais ce fut la dernière...

En même temps que l'hémicranie, les symptômes gastriques cessèrent progressivement, et tous les aliments furent dès lors également bien supportés.

Quelquefois encore, à de longs intervalles, il se

manifeste un point douloureux limité à une surface étroite du crâne ; mais la souffrance, très-passagère, est rapidement modérée par des topiques calmants, et ne s'accompagne d'aucun trouble des fonctions digestives.

J'ajouterai pour mémoire que la goutte, héréditaire dans la famille, qui ne s'était montrée chez M. X... qu'une fois en 1871, au point d'élection, a fait une seconde apparition au printemps dernier, avec une intensité moyenne, et sans s'étendre au delà des articulations du pied.

Il y a presque deux ans que le traitement électrique a été mis en usage, et son bénéfice demeure entier, bien que M. X... ait été soumis depuis cette époque à un surcroît de travail, et que les émotions morales ne lui aient pas été épargnées.

Conclusion. — Il est donc permis de regarder la guérison de sa double affection comme définitive, et d'en faire hommage à l'*électricité statique*, dont le docteur Arthuis a déjà fait à la thérapeutique tant d'heureuses applications.

CHAPITRE III

Gastralgie.

Nous avons traité avec succès beaucoup de *gastralgies;* mais comme toutes ces affections offrent peu de différence entre elles, nous n'en rapporterons que deux observations.

Ajoutons seulement que M. Bouchut, dans son savant traité du *nervosisme*, regarde cette affection, surtout à un certain âge, vers 40 ans, comme la plus rebelle de toutes les viscéralgies.

OBSERVATION I.

M. X..., 32 ans, d'un tempérament nerveux, est atteint depuis huit ans d'une *gastralgie* intense caractérisée par les symptômes suivants :

Sentiment de pesanteur et souvent douleur très-vive à l'épigastre, gonflement de l'estomac, dégoût pour toute espèce de nourriture, principalement pour la viande, vomissements presque continuels, renvois acides, insomnies, hypochondrie, dépérissement.

Tous les moyens calmants, internes et externes, tous les modificateurs de l'estomac et de l'état général, toutes les eaux minérales appropriées, furent employés sans avantage.

L'hydrothérapie ne réussit pas mieux.

Voyant l'inutilité de ses efforts, le médecin ordinaire de M. X... cesse tout médicament et conseille exclusivement l'usage du lait.

La diète lactée arrête les vomissements au bout de dix jours. Mais les douleurs stomacales persistent et, pour les rendre supportables, le malade est obligé de prendre régulièrement une tasse de lait toutes les heures et demie.

Un plus long espace de temps est facile à constater par le retour des crampes. Ainsi la nuit, lorsqu'il s'endort, il est brusquement réveillé toutes les deux heures par une violente douleur qu'il calme en avalant une tasse de lait.

Les vomissements ayant cessé sous l'influence de la diète lactée, le malade essaye de prendre quelques aliments, mais aussitôt des douleurs stomacales atroces se font sentir et la nourriture est rejetée comme autrefois.

Lorsque M. X... vint nous consulter, il y avait neuf mois qu'il n'avait pris aucun aliment et qu'il suivait exclusivement le régime que nous venons d'indiquer.

TRAITEMENT. — Le *bain*, le *souffle*, les *courants*, les *frictions* et les *étincelles* furent mis en usage et ne tardèrent pas à produire un mieux notable.

Dès le sixième jour, le malade, qui s'était couché à dix heures et s'était immédiatement endormi, au lieu d'être réveillé deux heures après par la douleur habituelle, ne se réveilla qu'à sept heures du matin, sans rien ressentir à l'estomac. Dans la journée il put, tout en se livrant à ses occupations habituelles, rester quatre heures sans prendre de lait.

L'amélioration fit chaque jour de nouveaux et rapides progrès.

Quinze jours après le début du traitement, M. X... commença à prendre de la viande et du vin qui furent parfaitement supportés. Au bout d'un mois, il mangeait et digérait toutes sortes d'aliments.

REMARQUE. — Nous avons soigné avec le même bonheur un assez grand nombre d'affections semblables ; mais, nous devons le dire, dans tous les autres cas, la guérison n'a jamais été obtenue aussi rapidement.

OBSERVATION II.

M. X..., 45 ans, d'un tempérament bilioso-nerveux, est atteint depuis dix ans d'une *gastralgie* caractérisée par les symptômes suivants :

Douleurs atroces, revenant deux et trois fois par semaine et durant de douze à vingt-quatre heures chaque fois. Pendant ces crises, l'estomac est distendu par un grand nombre de flatuosités. Le malade ne peut rien conserver ; tout ce qu'il prend, même la glace et la potion antivomitive de Rivière, est rejeté immédiatement. Ces vomissements incessants augmentent encore la violence des douleurs stomacales. Aussi M. X..., qui a reconnu depuis longtemps l'inefficacité de toutes les médications, reste-t-il dans son lit, sans rien prendre, pendant la durée des crises.

La fréquence et la violence de celles-ci ont entraîné une grande maigreur, un dépérissement considérable et entretiennent chez le malade les idées les plus tristes et les plus noires.

Traitement. — Nous employâmes les procédés indiqués dans l'observation précédente. Une amélioration sensible se fit sentir dès le premier mois et, à la fin du troisième, la gastralgie avait disparu.

Comme la maladie était très-invétérée, nous conseillâmes à M. X... de suivre encore le traitement pendant un mois.

Voilà quatre ans qu'il est guéri et qu'il continue à se très-bien porter.

CHAPITRE IV

Rhumatismes.

Les *affections rhumatismales* sont essentiellement du domaine de l'*électrothérapie statique*. Il est extrêmement rare qu'elles résistent longtemps à cette médication.

Chaque jour il nous arrive d'obtenir des guérisons complètes de rhumatismes aussi anciens que rebelles à tous les autres traitements. Nous nous contenterons d'en rapporter quelques observations.

Observation I.

Rhumatisme de l'épaule et du bras. — Nervosisme.

M. X..., 58 ans, d'un tempérament nerveux, est atteint depuis six mois d'un *rhumatisme de l'épaule et du bras gauches.*

Les douleurs sont continues, très-vives et deviennent intolérables par la plus légère pression ou le plus petit mouvement. Le malade ne peut ni s'habiller, ni faire quoi que ce soit.

Tous les moyens employés en pareille circonstance ont été mis en usage, mais aucun n'a procuré de soulagement.

Lorsque M. X... vint nous consulter, il portait encore les traces de deux larges vésicatoires volants inutilement appliqués quelques jours auparavant.

Traitement. — Le malade étant très-nerveux, très-irritable, nous n'employâmes que le *bain* et le *souffle,* et malgré l'action affaiblie de ces procédés, M. X... a été débarrassé en deux mois.

A cette époque, les douleurs avaient complétement cessé et le membre avait recouvré tous ses mouvements. Le *nervosisme* avait également disparu.

Observation II.

Rhumatisme des genoux.

Mme X..., 49 ans, est atteinte depuis trois ans de *rhumatismes articulaires des deux genoux.*

Les douleurs sont aiguës, la marche difficile, pénible, souvent même impossible et chaque année, pendant presque tout l'hiver, Mme X... est obligée de garder le lit.

Inutile de dire qu'avant de suivre notre médication, elle avait épuisé toutes les autres sans résultat.

Traitement. — *Courants, frictions* et quelques *étincelles.* Durée de la séance : un quart d'heure. Guérison au bout de deux mois.

Observation III.

Rhumatisme du bras. — Hystérie.

Mme X..., 42 ans, est affectée depuis près d'un an d'un *rhumatisme du bras droit.*

Les douleurs sont vives; la malade est dans l'impossibilité de faire exécuter au bras le plus petit mouvement et de se servir de la main. Les souffrances prolongées ont amené une véritable paralysie du membre.

En outre, Mme X... est depuis longtemps atteinte d'*hystérie* (boule hystérique, pleurs, névralgies, irritabilité excessive, etc., etc.)

Traitement. — Il fallait, la névrose l'exigeait, procéder avec une extrême prudence et tâcher de faire disparaître du même coup l'hystérie et le rhumatisme.

Le *bain fluidique* fut seul administré pendant quelques jours. Puis nous passâmes au *souffle* et aux *aigrettes*. Plus tard, nous employâmes les *frictions* pour achever la guérison qui fut définitive après deux mois et demi de traitement.

Les douleurs cessèrent, le bras reprit sa force et recouvra ses mouvements.

Enfin les symptômes hystériques disparurent et ne sont pas revenus depuis trois ans que Mme X... est guérie.

OBSERVATION IV.

Rhumatisme lombaire. — Lumbago.

M. le docteur X..., 60 ans, est atteint depuis longues années d'un *rhumatisme lombaire* très-gênant qui passe de temps en temps à l'état aigu, rendant ainsi les mouvements très-douloureux et la marche extrêmement pénible.

TRAITEMENT. — Les *courants*, les *frictions* et les *étincelles* eurent raison de ce lumbago, pourtant si ancien, en moins de deux mois.

Observation V.

Lumbago.

Nous avons très-souvent traité des *lumbagos* qui venaient de débuter et, dans ces cas, quelques électrisations, trois ou quatre au plus, nous ont toujours suffi pour en triompher.

Dernièrement encore, en deux séances pratiquées à une demi-heure d'intervalle l'une de l'autre, le docteur X..., qui souffrait horriblement d'un lumbago contracté la veille en voulant transporter un malade de son fauteuil sur son lit, s'est trouvé complétement guéri.

Observation VI.

Rhumatisme des membres inférieurs.

M. le marquis de X..., 69 ans, est atteint depuis plus de dix ans de *rhumatismes des deux membres inférieurs*. Les douleurs ne sont pas ordinairement très-aiguës, mais la marche est difficile et c'est avec des efforts considérables que le malade peut monter un escalier.

M. le marquis de X... a été débarrassé en trois mois par des *frictions* énergiques et de fortes *étincelles*.

OBSERVATION VII.

Rhumatisme des pieds.

M. X..., 45 ans, d'une constitution délicate, est atteint de *rhumatismes des deux pieds*.

Depuis quatre mois, il souffre horriblement et ne quitte pas son lit. Voyant inutiles toutes les médications qu'on lui fait suivre, et poussé par les violentes douleurs qu'il éprouve et l'*affaiblissement* général qui augmente chaque jour, il se fait apporter chez nous.

TRAITEMENT. — Dès la première électrisation, nous employons les *frictions* électriques auxquelles s'ajoutent, le surlendemain, des *étincelles* puissantes.

L'amélioration se fit sentir dès la troisième séance et, un mois et demi après, M. X... était délivré de ses douleurs et capable de faire les plus grandes marches.

Sa constitution s'était en même temps singulièrement fortifiée.

OBSERVATION VIII.

Rhumatisme de l'épaule et du bras droit.

M. X..., 50 ans, d'une constitution vigoureuse, se trouve exposé à un courant d'air et est pris d'un *rhumatisme de l'épaule et du bras droits.*

Nous voyons le malade deux jours après l'accident. Les douleurs sont atroces : le plus petit mouvement de l'épaule ou du bras lui arrache des cris, malgré sa rare énergie.

TRAITEMENT. — Immédiatement soumis à l'électricité *statique*, vigoureusement appliquée, M. X... est guéri en quatre jours.

REMARQUE. — Cette observation et bien d'autres du même genre montrent, ainsi que nous l'avons dit plusieurs fois, que l'on obtient la guérison avec une facilité et une rapidité extrêmes lorsque le traitement attaque la maladie au début.

CHAPITRE V.

Névroses.

Nous allons maintenant nous occuper d'une classe de maladies extrêmement communes.

Quel médecin, en effet, ne rencontre pas chaque jour dans sa pratique plusieurs malades atteints à un degré quelconque de ces affections nerveuses vagues, que l'on désigne sous le nom de *névroses.*

Avant de les étudier sous les innombrables formes qu'elles revêtent, tâchons de les bien définir.

Les *névroses* sont des maladies sans fièvre, caractérisées par des troubles divers du système nerveux, spécialement par des troubles de sensations, de mouvements, d'intelligence, qui se manifestent sans que l'on puisse jamais constater aucune lésion matérielle *appréciable* et capable de les expliquer.

Hystérie. — Hypochondrie. — Nervosisme.

Dans ce chapitre nous rapporterons l'observation de plusieurs *névroses mixtes* très-fréquentes aujourd'hui et désignées par les auteurs sous le nom d'*hystérie* et d'*hypochondrie*.

Depuis quelques années, M. le docteur Bouchut a décrit ces affections sous le nom de *nervosisme*, qu'il trouve mieux approprié à la plupart des cas (1).

Quoi qu'il en soit de leur dénomination, ces affections sont très-douloureuses, extrêmement pénibles et présentent des symptômes si nombreux et si variés qu'on peut affirmer qu'il n'y a pas deux *nervosiques* qui se ressemblent.

Le caractère essentiel, le cachet de ces *névroses*

(1) Du nervosisme aigu et chronique et des maladies nerveuses ; 2e édition, 1877 ; par le Dr E. Bouchut.

est de ne jamais présenter de lésions organiques. Les nombreux symptômes auxquels elles donnent lieu sont toujours des *troubles purement nerveux.*

C'est ce qui faisait dire à Sydenham : « *Quand j'ai bien examiné une malade, et que je ne trouve en elle rien qui se rapporte aux maladies connues, je regarde l'affection dont elle est prise comme une hystérie.* »

Observation I.

Mme la baronne de X..., 33 ans, a eu quatre enfants ; grande, robuste, bien réglée, aucune maladie antérieure.

Depuis dix ans elle est atteinte au plus haut degré d'*hystérie* et d'*hypochondrie* ou de *nervosisme,* si l'on préfère cette dénomination.

En tout cas, la névrose dont elle souffre est caractérisée par les symptômes suivants :

1° La malade ne peut se tenir debout, elle titube

comme une personne ivre et tomberait immédiatement si, pour se lever de son fauteuil, elle ne s'appuyait solidement sur les meubles, chaises ou tables, qui se trouvent à la portée de sa main. *L'équilibre debout est donc impossible.*

2° La marche est encore plus difficile. Même avec l'aide d'un bras sur lequel elle s'appuie vigoureusement, Mme de X... a la plus grande peine à faire quelques pas.

Dans le court trajet qu'elle peut ainsi parcourir, il ne lui est pas possible de marcher droit : elle pousse constamment, soit à gauche, soit à droite, la personne à laquelle elle donne le bras.

Outre l'*absence d'équilibre,* il y a donc chez elle *défaut de coordination des mouvements volontaires.*

3° Il existe aussi un état d'*hypochondrie* poussé à un degré extrême. Continuellement, devant qui que ce soit, partout où elle se trouve, Mme de X... pleure et verse d'abondantes larmes. Impossible de l'en empêcher. Que de fois dans notre salon n'a-t-elle pas excité l'étonnement et aussi la pitié des autres malades qui, comme elle, attendaient leur tour d'électrisation! Chez elle également, devant son mari, devant ses enfants, devant ses domestiques, sans cesse, pour ainsi dire, elle pleure à chaudes larmes.

4° En outre, elle est constamment plongée dans les *idées les plus noires et les plus tristes*. La santé de tous les siens l'occupe au delà de ce qui est raisonnable. Son mari ou ses enfants sont-ils sortis, elle les voit tomber sous une voiture, rapportés morts à la maison, etc. etc.

5° Enfin, la malade est en proie à un sentiment de *malaise indéfinissable*, d'*angoisse inexprimable* qui la torture plus encore peut-être que le reste. Elle n'a ni le courage moral ni la force physique de s'occuper de la plus petite chose; elle néglige tout et exprime cet état d'inertie morale et physique par cette expression : *Je ne peux pas*, et cependant elle est d'une intelligence rare et d'une nature énergique.

Il y avait dix ans, nous l'avons dit, que Mme la baronne de X... était dans l'état que nous venons de décrire lorsque, sur les conseils de son médecin, elle vint réclamer nos soins.

Toutes les médications imaginables avaient été tour à tour employées sans produire le plus petit amendement. Tout à fait découragée, Mme de X... commença l'électricité *statique* sans le moindre espoir, comme elle nous l'avoua à sa première visite.

TRAITEMENT. — Pendant les premiers mois, elle n'obtint aucun soulagement, et il est probable qu'elle aurait renoncé à notre médication s'il lui était resté quelque autre chose à essayer. Mais elle avait tout épuisé. Cette raison, ainsi que nos encouragements et ceux de son médecin qui, comme nous, l'engagea à persévérer, la décidèrent à poursuivre.

Elle ne tarda pas à s'applaudir d'avoir suivi nos conseils. Quelques jours plus tard, en effet, elle commença à voir diminuer, puis bientôt disparaître tous les affreux symptômes énumérés plus haut.

Depuis un an que Mme de X... a cessé le traitement électrique, sa guérison ne s'est pas démentie un seul instant.

REMARQUE. — Dans ce cas, comme dans tous les cas analogues, il faut agir avec une extrême douceur.

Pendant quelques jours on se borna au *bain fluidique*. Ensuite on fit usage d'un *souffle électrique* très-doux qu'on promenait sur tout le corps, en allant de la tête vers les pieds et en insistant spécialement sur les centres nerveux. Plus tard, on employa un souffle plus énergique et, enfin des *frictions* sur la colonne vertébrale et sur les membres. Jamais sur la tête, nous n'avons dirigé qu'un souffle, puissant du reste.

Observation II.

Mme X..., 36 ans, constitution éminemment nerveuse, est atteinte depuis cinq ans d'une *névrose hystérique* caractérisée par les symptômes suivants :

1° Mme X... ne peut *ni se tenir debout, ni marcher* sans être soutenue par sa femme de chambre. Quelquefois il lui est arrivé de chercher à faire, seule, quelques pas et elle est aussitôt tombée à terre.

2° Il existe chez elle une *hypéresthésie* extrême du cuir chevelu. Elle ne peut rien supporter sur la tête, les choses les plus légères, un tulle, une simple gaze, lui causent des douleurs intolérables. Elle a même été obligée de faire couper ses cheveux tout à fait ras.

3° *Hypochondrie prononcée.* La malade, toujours

triste, a un dégoût absolu du monde. Elle veut constamment être seule.

4° Enfin des *névralgies faciales* presque constantes, des pleurs fréquents, la sensation de boule à la gorge (*boule hystérique*), quelquefois des convulsions violentes (*attaques de nerfs*) complètent le tableau de la névrose de Mme X..., pour laquelle tous les moyens possibles ont été vainement essayés.

Traitement. — Les procédés employés dans le cas précédent furent également mis en usage ici.

Dès le second mois, un mieux très-notable était obtenu.

A la fin du quatrième, la guérison était, pour ainsi dire, complète. Tous les symptômes nerveux avaient disparu, la malade recherchait le monde et les distractions et pouvait marcher sans être soutenue. Seule, l'hypéresthésie de la tête existait encore, mais à un degré beaucoup moindre puisque le chapeau était très-facilement supporté.

Pour achever de faire disparaître ce dernier inconvénient, quelques jours de traitement eussent encore été nécessaires. Malheureusement Mme X... fut obligée de quitter brusquement Paris.

Observation III.

Mlle X..., 25 ans, présente depuis trois ans les symptômes suivants :

1° *Névralgies faciales* et *intercostales* presque constantes.

2° *Hypochondrie absolue.*

La malade est toujours seule, en proie aux idées les plus sombres et les plus tristes. Elle ne pense qu'à la mort et à la folie.

3° *Boule hystérique, pleurs, quelques crises nerveuses*, enfin, une horreur invincible pour la musique. Très-bonne pianiste, adorant la musique, Mlle X..., depuis longtemps, ne peut entendre le son du piano sans pleurer abondamment ou prendre une attaque de nerfs.

Traitement. — Mêmes moyens que précédemment.

L'amélioration se manifesta à la vingtième électrisation ; elle fit chaque jour des progrès marqués et la guérison fut obtenue en deux mois.

Depuis deux ans que Mlle X... est guérie, sa santé ne laisse rien à désirer.

OBSERVATION IV.

Mme X..., 40 ans, à la suite de violents chagrins causés par la mort subite de son mari, fut atteinte d'une des *névroses mixtes* dont nous nous occupons.

Les symptômes qu'elle éprouvait ressemblaient beaucoup à ceux qui sont décrits dans l'observation précédente.

1° *Névralgies faciales* très-violentes — *névralgies intercostales* — *névralgies des bras et des jambes.*— Il y avait peu d'endroits dont Mme X... ne souffrît plus ou moins.

2° *Hypochondrie prononcée.* — La malade s'enfermait chez elle et ne voulait voir personne.

3° *Boule hystérique, pleurs*, mais sans attaques de nerfs.

4° Perte de l'appétit, digestions très-difficiles, en un mot tous les signes de la *gastralgie.*

Voilà deux ans que tous les agents usités en pareil cas sont mis à contribution : opium, antispasmodiques de toutes sortes, bromure de potassium à hautes doses, hydrothérapie méthodique, etc., rien n'y fait.

Mme X..., qui habite la province, vient s'installer à Paris, et trois mois après elle retourne chez elle entièrement guérie.

Nous avons soigné un si grand nombre de ces *névroses* que nous pourrions, avec nos observations, composer un volume.

Mais ce qui a été dit doit suffire, ce nous semble, pour faire voir que l'*électricité statique*, appliquée d'après les règles que nous avons formulées, est le meilleur remède à ces épouvantables affections qui font le désespoir des malades et de ceux qui les entourent.

CHAPITRE VI

Chorée ou Danse de Saint-Guy

La *chorée* ou *danse de Saint-Guy* frappe tous les âges, mais surtout l'enfance de 10 à 12 ans.

C'est une affection toujours difficile à faire disparaître complétement.

Si les violentes convulsions des membres cessent assez souvent sous l'influence de certaines médications, il n'en est pas moins vrai que fréquemment on voit persister soit dans les bras, soit dans les jambes, soit sur la face, quelques mouvements musculaires plus ou moins gênants, plus ou moins désagréables.

Ces *tics*, qui désespèrent les malades, persistent quelquefois très-longtemps, résistent même souvent aux moyens les plus énergiques et durent ainsi toute la vie.

Non-seulement l'*électricité statique* triomphe constamment de la *chorée*, qu'elle soit *générale* ou *partielle*, *récente* ou *ancienne*; mais presque toujours elle la guérit sans en laisser subsister de trace, pourvu que le traitement soit suffisamment prolongé.

Observation

Mlle X..., âgée de 8 ans, est atteinte depuis quinze mois d'une *chorée* ou *danse de Saint-Guy* qui s'est montrée rebelle à tous les moyens internes et externes qu'on a cherché à lui opposer.

1° Les bras sont constamment agités et présentent les mouvements les plus désordonnés de flexion, d'extension, d'adduction et d'abduction.

2° La démarche est incertaine, sautillante, irrégulière, et si l'enfant n'avait pas la main de quelqu'un, il lui serait impossible de marcher ou de rester debout.

3° Les muscles de la figure sont presque continuellement agités par des contractions spasmodiques et bizarres donnant lieu à toutes sortes de grimaces.

4° Enfin, l'intelligence a beaucoup diminué, et la parole est si gênée, si embarrassée, si difficile, que très-souvent il n'est pas possible de comprendre ce que dit la petite fille.

TRAITEMENT. — La forme convulsive de cette névrose et l'âge de l'enfant indiquaient suffisamment d'agir avec douceur. Le *bain électrique* fut seul employé pendant huit jours. A ce moment on fit usage d'un *souffle* d'abord très-faible, puis de plus en plus fort. Plus tard, quelques *frictions* furent pratiquées sur la colonne vertébrale et sur les membres.

L'amélioration commença vers la trentième électrisation et la guérison fut définitive au bout de trois mois.

REMARQUE. — Les symptômes de la *chorée* sont toujours les mêmes, ne variant que du plus au moins. D'un autre côté, les moyens électriques à lui opposer ne diffèrent que par l'énergie plus ou moins grande avec laquelle on les applique, suivant l'âge des sujets. Il n'y aurait donc aucun intérêt à multiplier les observations de cette névrose.

CHAPITRE VII

Epilepsie

L'*épilepsie*, la plus épouvantable des névroses, est vulgairement désignée sous le nom de *haut-mal*. Elle passe à tort pour incurable, puisque des guérisons assez nombreuses ont été obtenues à l'aide de divers médicaments. Celui qui, jusqu'à ce jour, a le plus souvent réussi est la *belladone* administrée d'après les règles établies par le docteur Debreyne, médecin de la Grande-Trappe (1).

(1) Thérapeutique appliquée aux traitements spéciaux de la plupart des maladies chroniques, par P. J. C. Debreyne, docteur en médecine de la Faculté de Paris et professeur particulier de médecine pratique à la Grande-Trappe (Orne) ; 1850.

L'électricité semblait naturellement indiquée contre cette horrible affection, et les médecins du siècle dernier en retirèrent les plus grands avantages.

En consultant les différents ouvrages que, chemin faisant, nous avons cités dans ce travail, le lecteur trouvera la relation d'un assez grand nombre de cas d'épilepsie guéris ou soulagés par l'électricité *statique*.

Quant à nous, nous avons eu à traiter une dizaine d'épileptiques, tous malades depuis très-longtemps, et tous ayant suivi pendant des années, sans aucun bénéfice, les médications les plus diverses et les plus vantées.

Certes nous n'avons pas eu le bonheur de les guérir tous. Mais nous en avons guéri trois et amélioré quatre; sur les trois autres, l'électricité n'a eu aucune influence.

Nous aurions probablement obtenu un résultat plus satisfaisant, peut-être même la guérison de nos sept malades, si quatre d'entre eux, enfants de huit à seize ans, n'avaient eu de honteuses habitudes qui entretenaient la maladie et favorisaient le retour des crises.

Nous rapporterons seulement les trois observations où nos efforts ont été couronnés de succès.

Observation I.

L'enfant qui fait le sujet de cette observation est âgé de 12 ans. Voici ce que ses parents nous ont raconté :

Un jour, la bonne qui le tenait sur les bras, le laissa tomber. L'enfant, qui n'avait alors que 2 ans, eut très peur, et presque aussitôt après des accidents *épileptiformes* se déclarèrent.

Ceux-ci devinrent chaque jour plus fréquents et plus violents et bientôt la maladie prit un caractère d'extrême gravité.

Non-seulement les *attaques* présentaient une violence peu commune, mais elles revenaient plusieurs fois dans la même journée, si bien que par leur fréquence et leur longue durée, elles laissaient à peine quelques heures de répit au petit malade.

Les traitements les mieux indiqués furent inutilement essayés.

Les *crises* ne diminuèrent ni en fréquence, ni en intensité, et de nouveaux accidents parurent : le bras droit s'atrophia et se paralysa ; la main s'atrophia également, et l'articulation du poignet se contourna sur elle-même, de telle sorte que la face palmaire de la main regardait en dehors et la face dorsale en dedans.

Tout ce membre était inerte et l'enfant ne pouvait s'en servir, ni pour s'habiller, ni pour manger, ni pour faire quoique ce fût.

Tel était l'état du jeune X.,. lorsqu'il fut amené à notre consultation le 1er novembre 1871. Il avait douze ans et était, par conséquent, épileptique depuis dix années et paralysé du bras et de la main du côté droit depuis huit ans.

Traitement. — Les procédés les plus faibles furent d'abord employés. Pendant quelques jours on se borna à l'administration du simple *bain électrique*. Ensuite un *souffle doux* fut dirigé de la tête aux pieds, en insistant d'une façon particulière sur les centres nerveux, comme on doit le faire dans toutes les névroses. Plus tard, un *souffle* assez fort et quelques *légères frictions* furent mis à contribution.

L'amélioration se manifesta presque immédiatement, et vingt jours s'étaient à peine écoulés que les attaques avaient disparu.

La constitution très-affaiblie du petit malade s'améliora aussi rapidement. Le bras se développa et reprit chaque jour de la force. La main revint petit à petit à sa position normale, et bientôt il fut possible à l'enfant de se livrer à un travail manuel pénible et difficile.

Il cessa la médication trois mois après l'avoir commencée et, à cette époque, il ne restait plus trace d'épilepsie.

Nous avons revu l'enfant quatre ans plus tard et nous avons pu constater qu'aucun accident n'avait reparu.

Observation II.

Mlle X..., 8 ans, très-intelligente, est atteinte

d'*épilepsie* depuis quatre ans. Elle est d'origine américaine et habite New-York. Un de ses parents, résidant à Paris, ayant eu connaissance des résultats obtenus par l'électricité *statique*, fait venir la petite malade.

Sa mère nous raconte qu'elle a quelquefois trois, quatre et jusqu'à *cinq attaques* dans la même journée. De temps en temps elle passe un ou deux jours, jamais plus, sans éprouver d'accident.

Depuis le début du mal, l'enfant a toujours été en traitement, sans obtenir la plus légère amélioration.

TRAITEMENT. — Les moyens indiqués dans l'observation précédente furent mis en œuvre; mais l'amélioration fut plus longue à se manifester. Elle ne commença que vers le milieu du second mois, et la guérison exigea un traitement de cinq mois et demi.

Depuis deux ans que la petite malade est guérie aucune rechute n'est survenue.

OBSERVATION III.

Notre troisième malade est une femme de 32 ans, *épileptique* depuis sept ans.

En quatre mois, elle a été débarrassée à l'aide de moyens analogues aux précédents, mais plus énergiques, à cause de l'âge.

Quant à l'amélioration que nous avons obtenue dans quatre cas, elle a consisté dans la diminution notable de la violence et de la durée des attaques, et dans l'éloignement de leur retour.

Chez l'un des malades il y avait presque chaque jour une crise et, après deux mois de cure, cette crise ne revenait plus que toutes les six semaines. Nous n'avons pu obtenir autre chose, bien que nous ayons continué le traitement pendant encore un mois.

Peut-être aurait-il fallu plus de temps pour arriver à un résultat complet, six mois, huit mois, un an... Le malade a manqué de patience.

CHAPITRE VIII

Paralysie

Il n'y a pas d'affection qui, de l'aveu de tous les praticiens, relève plus directement de l'électricité que la *paralysie*.

Pour notre part, nous en avons traité un très-grand nombre avec succès.

La guérison a toujours été d'autant plus

rapide que le traitement a été appliqué plus près de l'accident. Et nous parlons ici aussi bien des paralysies causées par une *hémorrhagie cérébrale*, que des autres.

Cela fait voir, une fois de plus, quel abime sépare l'électricité *statique* de l'électricité *dynamique*.

« Tous les auteurs, dit en effet le docteur Tripier dans son *Manuel d'électrothérapie*, sont d'accord pour repousser le traitement électrique des paralysies encéphaliques, tant que la lésion d'où elles procèdent n'est pas en voie de réparation, ou même tant que la somme de réparation possible n'est pas obtenue. On admet que, dans ces circonstances, l'excitation électrique est sans objet, mais non sans danger; que l'excitation portée inévitablement à la partie malade par les nerfs sensitifs sollicite cette partie à réagir et la constitue ainsi dans un état qui favorise le retour des accidents ou leur exacerbation. »

De son côté le professeur Becquerel (1) disait que l'électricité (l'électricité *dynamique*) offrait les plus grands dangers si on l'appliquait trop tôt. Il défendait expressément de l'employer avant six mois et il ajoutait que, même à cette époque, elle n'était pas inoffensive. Enfin il ne craignait pas d'avouer qu'elle guérissait rarement.

L'électricité statique, au contraire, comme on en jugera par les observations suivantes, *peut être administrée dès le lendemain du jour où s'est produite l'hémorrhagie cérébrale*, sans qu'il en résulte le plus petit inconvénient.

Dans son ouvrage, le docteur Tripier dit encore : « jusqu'ici nous n'avons vu dans la médication électrique appliquée au traitement des paralysies

(1) Traité des applications de l'électricité à la thérapeutique médicale et chirurgicale, par A. Becquerel, médecin à l'hôpital de la Pitié, professeur agrégé à la Faculté de médecine de Paris; 1860.

d'origine encéphalique qu'un modificateur empirique du symptôme extérieur. L'action des courants sur la nutrition, action chimique directe ou médiate, permettra-t-elle un jour de s'attaquer à la lésion centrale, de favoriser la résorption des caillots, la réparation de la substance nerveuse ramollie, etc. ? »

A notre avis, l'électricité *statique* répond victorieusement à notre confrère. Elle est avant tout, nous le savons, un régulateur de fonctions, un dispensateur d'équilibre. A ce double titre, elle régularise la circulation sanguine aussi bien que la circulation nerveuse, et c'est ainsi qu'elle aide à la résorption des caillots.

Aussi, non-seulement jamais nous n'avons eu à déplorer d'accident en commençant le traitement le plus près possible de l'époque de l'*hémorrhagie cérébrale*; mais constamment nous avons obtenu la guérison plus sûrement et plus rapidement que lorsque le malade avait attendu plusieurs mois, surtout plusieurs années, avant de venir réclamer le secours bienfaisant de l'électricité *statique*.

OBSERVATION I.

Paralysie avec aphasie.

M. le baron de X..., 60 ans, d'un tempérament très-sanguin, de taille athlétique, s'est livré à des excès de toutes sortes qui ont successivement entraîné *trois hémorrhagies cérébrales*, vulgairement désignées sous le nom *d'attaques d'apoplexie*.

La première eut lieu au mois de juin 1868.

La seconde au mois de novembre de la même année.

Enfin la troisième, beaucoup plus grave que les précédentes, survint en 1869, juste un an après la seconde. A la suite de celle-ci, la santé du malade resta très-altérée.

Il survint une *hémiplégie droite* (paralysie du côté droit), et tous les symptômes de l'*aphasie*.

Malgré les médications les plus actives, cette déplorable situation persista jusqu'en 1871, époque à laquelle nous fûmes consulté.

Voici quel était l'état du malade :

1° Le bras droit n'avait aucune force. La main droite ne pouvait rien serrer, rien tenir et, depuis deux ans, M. de X... avait cessé non-seulement d'écrire, mais même de pouvoir signer son nom.

2° La jambe droite était également beaucoup plus faible que l'autre. Le malade ne pouvait faire que de très-courtes promenades, et encore avait-il besoin de l'aide d'un bâton ou du bras d'un ami.

3° La mémoire avait disparu en grande partie. Il oubliait à chaque instant les choses qu'il connaissait le mieux : nous l'avons vu souvent chercher, en vain, à se rappeler le nom de ses amis les plus intimes.

4° Enfin il existait des signes *d'aphasie*, c'est-à-dire que la parole était très-embarrassée, très-hésitante. Le malade bégayait sans cesse, il avait la plus grande difficulté à articuler les mots les plus faciles, et se trouvait dans l'impossibilité absolue de prononcer tous ceux qui contiennent la lettre *r*.

Traitement.— Les *courants*, les *frictions* et surtout les *étincelles* furent administrés.

Au bout d'une trentaine d'électrisations, M. de X... qui, depuis deux ans, ne pouvait signer son nom, écrivait trois lettres de suite.

Il marchait sans canne et ne se trouvait nullement fatigué par une promenade de deux heures.

Sa mémoire était revenue avec une égale rapidité, et il se rappelait les noms, les dates, les faits qu'il avait oubliés depuis longtemps.

Enfin la parole était beaucoup plus facile.

L'amélioration fit chaque jour de nouveaux progrès et, après trois mois de soins, le baron de X.... ne présentait plus aucun vestige de paralysie.

Observation II.

Paraplégie.

M. X..., 44 ans, pléthorique, est atteint depuis quatre ans d'une *paraplégie* dépendant d'une *myélite chronique*.

Les deux jambes sont paralysées ; le malade ne

marché que très-difficilement avec l'aide de deux cannes et pendant très-peu de temps.

La vessie et le rectum sont aussi frappés de paralysie, et il est nécessaire d'avoir recours à des moyens artificiels pour débarrasser ces deux organes.

Après avoir subi sans aucun bénéfice de nombreuses médications et s'être rendu chaque année dans les stations thermales recommandées, M. X... se décida à faire appel à l'électricité *statique*.

TRAITEMENT. — *Frictions* et *étincelles* sur la moitié inférieure de la colonne vertébrale et sur les jambes. Durée de la séance quotidienne, un quart d'heure.

Un mieux notable se manifeste vers la quarantième électrisation et le malade est guéri après cinq mois de traitement.

Le cinquième mois, M. X... n'a été électrisé que deux fois par semaine et dans le seul but de bien consolider sa cure.

OBSERVATION III

Hémiplégie.

M. le comte de X..., 60 ans, d'un tempérament sanguin, n'a jamais été malade.

Il y a deux ans, à la suite d'un grand dîner, il se mit à la table de whist, lorsque tout à coup, sans signe précurseur, il fut frappé d'une *hémorrhagie cérébrale* et tomba à terre.

On le releva : la connaissance revint assez vite, mais tout le côté gauche resta *paralysé.*

Le malade se présenta dès le lendemain à notre consultation.

La jambe était d'une faiblesse extrême. Il ne pouvait faire aucun pas sans s'appuyer sur un bras solide et marchait, comme on dit vulgairement, *en fauchant.*

Le bras était inerte et dans l'impossibilité d'exécuter le plus petit mouvement. « Allons, me dit le comte, en soulevant péniblement avec sa main droite le bras gauche complétement mort, c'est le commencement de la fin. »

Je le rassurai et lui promis, au contraire, une rapide guérison.

TRAITEMENT. — Presque tous les médecins (qui malheureusement ne connaissent que l'électricité *dynamique*) recommandent expressément, nous ne pouvons assez le répéter, de ne pas commencer le traitement électrique avant au moins six mois.

Nous, au contraire, qui par expérience avons appris que l'électricité *statique* réussit d'autant mieux qu'on l'applique plus promptement, nous entreprîmes immédiatement la cure de ce malade.

Nous l'électrisâmes deux fois à trois heures d'intervalle : *courants* de la tête aux pieds ; *frictions* et *étincelles* sur les jambes et sur les pieds, comme dérivatifs.

Le lendemain et les jours suivants nous le soumîmes également à deux électrisations. Dès la sixième, l'amélioration devint manifeste et au bout de quinze jours il n'existait plus trace de paralysie.

Depuis trois ans que cette guérison a été obtenue, la santé du comte de X... a toujours été parfaite.

OBSERVATION IV

Paralysie faciale, ou de la septième paire.

M. X..., 38 ans, est soumis depuis plusieurs mois à un traitement mercuriel assez énergique. Un jour, sans cause déterminante connue, il se trouve frappé d'une *paralysie faciale* du côté gauche.

La bouche est oblique, surtout quand il veut rire, et la commissure labiale est plus basse du côté paralysé. Impossibilité de siffler. Absence de contractions et de rides. Occlusion des paupières impossible et, comme conséquence, rougeur de la conjonctive et écoulement de larmes. La parole est très-embarrassée. Enfin la narine du côté atteint reste immobile.

Après avoir inutilement ordonné pendant plusieurs semaines les remèdes les plus énergiques, le médecin ordinaire de M. X... nous adressa son client.

Comme l'affection était récente, l'amélioration ne tarda pas à se montrer et, au bout d'un mois, le malade, entièrement guéri, pouvait reprendre des occupations très-actives qu'il avait été forcé d'interrompre.

CHAPITRE IX

Surdité

La *surdité* est une affection contre laquelle l'électricité *statique* a souvent produit les meilleurs résultats quand, bien entendu, il n'existe ni vice de conformation, ni lésion organique.

Avant tout, il faut donc, comme le recommande le docteur Ménière, s'assurer : que le conduit auditif externe est libre ; que la membrane du tympan n'est pas altérée; que le canal de la trompe est perméable ; enfin que l'air arrive librement dans la caisse et que celle-ci ne contient aucun corps étranger.

On est alors assuré que c'est le système nerveux auditif qui est le siége du mal et qu'il n'existe qu'une paralysie plus ou moins complète du nerf acoustique, ou une atonie de la membrane du tympan.

Dans l'un et l'autre cas, la guérison par notre méthode est, pour ainsi dire, certaine.

Observation I

En 1861, Mme X..., à la suite de longs et profonds chagrins, éprouva pendant plusieurs mois, dans le côté droit de la face, des douleurs névralgiques violentes que rien ne put calmer.

Un jour, à table, elle s'aperçut, en portant la première cuillerée de potage à sa bouche, que cet aliment s'échappait au dehors et que le mouvement de la joue et des lèvres du côté droit était aboli. Son mari observa en même temps que la paupière supérieure ne pouvait plus s'abaisser et que l'œil restait largement ouvert.

On fit aussitôt venir un médecin qui reconnut une *hémiplégie faciale*, ou *paralysie de la septième paire*.

Il survint, en outre, une *surdité* complète du côté droit.

Vésicatoires, iodure de potassium, antispasmodiques de toutes sortes, etc., furent conseillés sans avantage.

Le médecin voulut alors essayer l'électricité *dynamique*. Non-seulement cet agent ne procura aucun amendement, mais il causa à la malade des douleurs si violentes que l'on dut y renoncer après la quinzième séance.

Lorsque nous vîmes Mme X... au mois de janvier 1872, elle avait depuis longtemps renoncé à tout traitement : la paralysie faciale existait toujours.

Mais le symptôme le plus gênant et qui l'inquiétait surtout était la *surdité* qui augmentait chaque jour.

Mme X... n'entendait plus rien du côté droit, et c'est dans l'espoir de faire cesser cette cruelle infirmité qu'elle vint nous consulter.

TRAITEMENT. — Nous eûmes soin de n'employer tout d'abord que les procédés les plus faibles, car

Mme X... était très-effrayée, se rappelant toujours les souffrances que lui avait fait endurer l'électricité *dynamique*.

En conséquence, le *bain électrique* et le *souffle* furent seuls mis en usage pendant les premiers jours.

Plus tard, lorsque la malade eut acquis la certitude qu'aucune douleur n'était à craindre, nous dirigeâmes des *étincelles*, d'abord faibles, ensuite plus fortes sur la figure et dans l'intérieur de l'oreille (Voir fig. 8, p. 57), et une amélioration très-sensible se fit bientôt sentir.

Mme X... commença à entendre des sons forts, puis de plus en plus faibles, le tic-tac de sa montre, etc. Et, après trois mois de soins, la *surdité*, vieille de onze ans, avait entièrement disparu, ainsi que la paralysie faciale.

Observation II.

M. X..., 55 ans, est affecté depuis plus de dix ans de *surdité* de l'oreille gauche.

Non-seulement il n'entend rien de cette oreille,

mais il y éprouve des *bourdonnements* tout à fait insupportables.

En outre, lorsqu'il est dans la rue, le passage des voitures sur le pavé lui fait ressentir dans la tête une sorte d'*ébranlement* extrêmement douloureux.

TRAITEMENT. — M. X..., très-vigoureux, très-énergique, voyant avec peine que sa *surdité* le porte depuis quelque temps à l'*hypochondrie,* me prie de le délivrer le plus vite possible de son infirmité.

Dès la première électrisation, j'administre dans l'intérieur de l'oreille quelques *étincelles.* Le lendemain et les jours suivants j'en augmente le nombre et l'énergie et, en dix-sept jours, M. X... est débarrassé de sa *surdité* et des autres symptômes qui l'incommodaient tant.

REMARQUE. Nous avons traité un grand nombre de *surdités.* Mais jamais nous n'avons obtenu une guérison aussi prompte dans des cas aussi anciens.

Lorsque l'affection est récente, on en triomphe encore plus rapidement. Ainsi, dernièrement il nous est arrivé de faire disparaître en huit jours une *surdité complète des deux oreilles*, mais qui n'avait qu'un mois de date, chez une jeune femme de 25 ans.

Observation III.

M. X..., 48 ans, tempérament nerveux, est atteint depuis deux ans de *surdité* de l'oreille gauche. L'ouïe n'est pas tout à fait perdue, les bruits très-forts sont encore, quoique faiblement, perçus.

Ce qui incommode le plus le malade, ce sont des *bourdonnements* continuels, très-pénibles.

Traitement. — Pendant quelques jours, de simples courants sont dirigés dans l'oreille avec la pointe d'un excitateur de bois. Plus tard on y joint quelques étincelles et, en un mois et demi, M. X... est délivré de ses *bourdonnements* et de sa *surdité*.

CHAPITRE X

Adénite cervicale
Engorgement ganglionnaire

OBSERVATION I.

Mlle X..., 18 ans, de constitution nerveuse et délicate, présente depuis plusieurs années une *tumeur lymphatique* de la grosseur d'un œuf sur le côté gauche du cou.

Tous les moyens internes et externes restèrent sans résultat. A bout de ressources, son médecin lui conseilla l'électricité *statique*.

TRAITEMENT. — Des *courants*, des *frictions* et

quelques *étincelles* furent appliqués chaque jour sur l'engorgement ganglionnaire.

En outre, on dirigea les mêmes moyens sur la colonne vertébrale et sur les membres, dans le but de *tonifier la constitution très-lymphatique* de cette jeune fille, et de lutter contre la *chloro-anémie* dont elle était atteinte.

En deux mois, la tumeur avait totalement disparu, et l'état général était aussi satisfaisant que possible.

REMARQUE. — Nous avons obtenu le même résultat dans plusieurs cas semblables. Mais, comme ces affections n'offrent pas de particularité, et que les moyens à leur opposer sont toujours identiques, il n'y aurait aucun intérêt à les rappeler ici.

CHAPITRE XI

Atrophie musculaire progressive

L'*Atrophie musculaire progressive* est une affection contre laquelle échouent presque toujours les médications même les plus énergiques. Sans doute quelques guérisons ont été obtenues, mais leur très-petit nombre ne sert qu'à faire voir davantage l'extrême gravité de cette maladie.

L'atrophie musculaire est heureusement assez rare. Pour notre part, nous n'en avons eu à traiter que peu de cas.

Dans l'observation que nous allons rapporter, l'atrophie était générale, la paralysie des membres complète, et cependant notre traitement a eu un plein succès.

Observation I.

M. X..., 28 ans, a toujours été intempérant à tous égards.

Il habitait la province, lorsqu'au mois d'août 1874 il fut pris de *troubles gastriques* assez graves pour inquiéter son médecin. Très-rapidement il en était arrivé à ne pouvoir rien garder, ni nourriture, ni médicaments : tout était rejeté quelques instants après l'ingestion.

Une insomnie, contre laquelle échouèrent l'opium, le bromure de potassium, le chloral, fatiguait, en outre, beaucoup le malade.

Un mois après le début de ces accidents, M. X... se sentit mieux, le dégoût pour les aliments disparut en partie, l'appétit sembla revenir. La viande grillée fut alors prescrite et assez bien supportée.

Vers le milieu de septembre, le malade voulant se lever constata avec désespoir l'impossibilité de le faire : ses jambes ne pouvaient le soutenir. Quelques jours après, les bras et les mains devinrent inertes, et il se trouva ainsi *paralysé des quatre membres.*

En même temps que ceux-ci avaient perdu tout mouvement, ils s'étaient considérablement amaigris, et bientôt l'atrophie des muscles arriva à un degré extrême.

Le docteur C... prodigua à son client les soins les plus dévoués et les plus éclairés ; mais, loin de diminuer, l'affection fit chaque jour des progrès.

C'est alors que le frère du malade, un de nos journalistes les plus goûtés, qui connaissait notre méthode, le fit transporter à Paris.

Nous allâmes le voir le jour même de son arrivée, le 20 octobre. Il était dans le plus déplorable état, justifiant toutes les inquiétudes.

1° *Les bras et les jambes étaient entièrement paralysés ;*

2° L'*atrophie musculaire* était arrivée à un tel degré, que l'on peut dire, sans la moindre exagénération, que M. X... n'avait plus que la peau et les os.

Il fut convenu que, dès le lendemain, son domestique l'apporterait chez nous.

Traitement. — Chaque jour, il fut électrisé *deux fois* à une heure d'intervalle et, comme le cas l'exigeait par sa gravité et sa marche rapide, les *moyens les plus énergiques* furent immédiatement mis en œuvre.

Des *frictions* vigoureuses, des *étincelles* puissantes furent administrées, un quart d'heure chaque fois, sur la colonne vertébrale et sur les membres.

Dès le quinzième jour, par conséquent après trente électrisations, M. X... pouvait faire quelques pas à l'aide de deux cannes, et se servir un peu de ses mains.

En même temps, il reprenait un léger embonpoint, ses muscles semblaient renaître.

A partir de ce moment, l'amélioration fit chaque jour des progrès frappants et singulièrement rapides, au-delà même de toute espérance.

Enfin, après trois mois de traitement, le malade, complétement guéri, retournait en province et chassait le sanglier.

Cette guérison, remarquable à tant de titres, ne s'est pas démentie un instant depuis trois ans.

Le médecin ordinaire de M. X... nous envoya ses félicitations et ses remerciements pour la cure inespérée obtenue sur son client.

CHAPITRE XII

Action de l'électricité statique sur la menstruation. Aménorrhée et Dysménorrhée

Tous les médecins qui se sont occupés des applications de l'électricité *statique* au traitement des maladies s'accordent à reconnaître que cet agent est *le plus grand régulateur de la menstruation, le plus puissant de tous les emménagogues.*

Il nous a très-souvent été donné de constater cette vérité, et nous pourrions rapporter bien des guérisons d'*aménorrhée* et de *dysménorrhée.*

Nous nous contenterons de relever trois observations types qui résument à peu près tous les cas qui peuvent se présenter dans la pratique.

OBSERVATION I

Mme X..., 25 ans, bonne constitution, mariée depuis six ans, est depuis quatre années très-mal réglée.

Les menstrues ne viennent jamais à l'époque exacte : tantôt elles paraissent deux fois dans le même mois, tantôt elles sont trois mois sans se montrer.

En outre, et c'est pour cela que la malade vient nous consulter, toujours leur apparition est précédée, pendant trois ou quatre jours, de *douleurs extrêmement violentes* dans le bas-ventre, les reins, les hanches et la partie supérieure des cuisses.

Ayant reconnu l'inutilité de tous les remèdes, Mme X... réclama nos conseils le 10 avril 1872.

Depuis deux jours, elle ressentait des douleurs aiguës, symptômes précurseurs des règles qui ne devaient pas tarder à paraître.

L'examen le plus attentif ne révélant aucune cause organique, nous songeâmes à l'électricité *statique*.

TRAITEMENT. — Une séance d'un quart d'heure fut aussitôt administrée. Les douleurs se calmèrent presque immédiatement et, lorsque la malade revint le lendemain, elle souffrait à peine. Le soir, les règles parurent et suivirent leur cours ordinaire.

L'électricité ayant été continuée, les époques revinrent le mois suivant à leur date exacte et sans souffrance.

Mme X... suivit encore le traitement quelque temps. Depuis plus de cinq ans qu'elle est guérie, sa menstruation n'a pas cessé un instant d'être régulière, et elle ne lui a plus jamais occasionné la moindre douleur.

OBSERVATION II.

Mlle X. ., 15 ans, a grandi très-rapidement. Elle a été réglée à l'âge de quatorze ans et, pendant six mois, les règles sont venues exactement. A cette époque, et sans cause connue, elles se supprimèrent. Cette suppression causa des étouffements et des névralgies faciales et intercostales parfois très-aiguës.

TRAITEMENT.—Après deux mois de soins, pendant lesquels l'électricité fut principalement dirigée sur la partie inférieure de la colonne vertébrale, le bas-ventre et les cuisses, les règles revinrent sans difficulté.

Depuis quatre ans que Mlle X... a cessé l'électricité, sa menstruation est très-régulière et sa santé ne laisse rien à désirer.

OBSERVATION III.

Voici une observation sur laquelle nous ne saurions trop appeler l'attention de nos confrères.

Mme X..., 35 ans, est depuis quatre ans atteinte de *phthisie pulmonaire.*

Lorsque cette dame nous fit appeler, la phthisie était arrivée à son dernier degré, et les deux poumons étaient atteints. Depuis une année elle n'avait pas quitté son lit, et depuis deux ans elle n'avait pas eu ses règles.

Les lésions pulmonaires étaient trop étendues pour qu'il nous fût possible de songer à guérir l'affection de poitrine qui, au dire du médecin habituel, devait avoir un dénouement très-prochain.

Le symptôme le plus pénible pour la malade était la *fièvre hectique* revenant tous les soirs avec une violence excessive et accompagnement de *sueurs nocturnes* très-abondantes.

Tous les moyens connus ayant été vainement employés, nous pensâmes à l'électricité que nous avions vue, nombre de fois déjà, faire cesser la *fièvre hectique*, compagne inséparable du troisième degré de la phthisie. Mais, nous l'avons dit, Mme X... ne quittait plus son lit depuis longtemps.

Toutefois, comme elle était très-courageuse, elle se fit envelopper de chaudes fourrures, porter dans sa voiture et amener chez nous.

Sous l'influence de l'électricité *statique*, la fièvre hectique disparut, et l'appétit, le sommeil, les forces revinrent assez promptement. Après une vingtaine d'électrisations, la malade pouvait monter et descendre les escaliers en s'appuyant légèrement sur le bras de sa femme de chambre.

Bien plus, au bout de deux mois, Mme X... vit reparaître ses règles qui durèrent cinq jours et produisirent une nouvelle amélioration dans l'affection de poitrine.

Malheureusement, nous approchions de l'hiver ; le mauvais temps arriva et la malade ne put nous continuer ses visites. Les règles se supprimèrent de nouveau, et Mme X... finit par succomber, mais seulement huit mois après, pendant lesquels elle se maintint dans un mieux relatif qui étonnait tout le monde.

CHAPITRE XIII

Phthisie pulmonaire

A coup sûr, nous sommes loin de penser que l'électricité *statique* soit capable de guérir la *phthisie pulmonaire*. Mais elle jouit d'une efficacité incontestable et joue un rôle important dans le traitement de cette affection, en permettant presque toujours de faire disparaître les symptômes les plus graves et les plus pénibles pour le malade. Nous allons les passer rapidement en revue.

FIÈVRE HECTIQUE.—On donne le nom de *fièvre hectique* à une fièvre particulière, se manifestant dans la dernière période de la phthisie pulmonaire. Tantôt elle est continue avec redoublement le soir et la nuit ; tantôt elle survient par accès, quelquefois si réguliers qu'elle simule parfaitement une fièvre intermittente quotidienne.

Elle est toujours accompagnée de *sueurs* plus ou moins abondantes, et plus tard de cette diarrhée si fatigante, si affaiblissante, si rebelle, à laquelle on a donné le nom de *diarrhée colliquative.*

L'apparition de la fièvre hectique dans le cours de la phthisie est du plus fâcheux augure, parce qu'elle donne une impulsion nouvelle à tous les autres symptômes et dénote une désorganisation profonde des poumons.

Le sulfate de quinine, le quinquina, les préparations arsenicales, en un mot, tous les médicaments dont la science dispose ont été essayés sans le moindre succès contre cette fièvre qui menace d'emporter très-rapidement le patient..

Nous avons trouvé le moyen de combattre efficacement ce terrible symptôme dans l'usage de l'électricité *statique*.

Nous avons électrisé un très-grand nombre de poitrinaires épuisés par la *fièvre hectique*, contre laquelle on avait inutilement tout essayé, et toujours elle a disparu après quinze à vingt séances.

Les *sueurs nocturnes* qui fatiguent tant les pauvres malades cessent en même temps.

L'*appétit*, si mauvais dans la tuberculose, revient rapidement sous la même influence.

Au bout de très-peu de jours, des malades depuis longtemps en proie à une inappétence insurmontable retrouvent leur appétit d'autrefois.

Avec celui-ci, la maigreur disparaît et fait place à un peu d'embonpoint.

En ce moment nous soignons un phthisique dont le poids du corps a augmenté de cinq livres en quinze jours de traitement.

Enfin la *force musculaire* renaît, et des malheureux qui pouvaient à peine faire quelques pas sont étonnés de l'énergie qu'ils ont retrouvée et de la longueur des promenades qu'ils sont capables de faire.

On comprend dès lors qu'en faisant disparaître la fièvre hectique, et en rendant aux tuberculeux l'appétit, le sommeil, l'embonpoint et les forces, l'électricité *statique* leur donne du même coup l'énergie nécessaire pour résister plus efficacement au mal dont ils sont atteints, sans compter qu'elle permet au médecin d'avoir plus de temps devant lui pour lutter avantageusement contre l'ennemi.

Nous pourrions, pour terminer ce chapitre, rapporter des guérisons de *phthisie*, maladie dont nous nous occupons d'une façon spéciale, et sur la *curabilité* de laquelle nous avons publié un travail, il y a quelques années déjà (1).

Mais nous préférons les réserver pour un ouvrage auquel nous mettons la dernière main et dans lequel nous exposons tout au long les médications internes et externes qui nous ont permis de sauver bon nombre de poitrinaires.

Nous voulions seulement bien établir ici que, dans *le traitement des maladies de poitrine*, *l'électricité statique est le plus puissant de tous les toniques, et aussi le mieux approprié à la nature de ces terribles affections.*

(1) Curabilité de la phthisie pulmonaire, par le docteur A. Arthuis ; 1869.

CHAPITRE XIV.

Chlorose. — Anémie. — Nervosisme.

OBSERVATION

Mlle de X..., 18 ans, a toujours joui jusqu'à l'âge de seize ans d'une très-bonne santé. Elle était fraîche avec assez d'embonpoint.

En 1873, survint une *chlorose* des plus graves :

Décoloration de la peau et des muqueuses. — Gastralgie. — Inappétence complète, dégoût absolu pour les aliments, pour la viande surtout. — Maigreur extrême. — Faiblesse générale excessive. — Suppression des règles. — Troubles nerveux, etc., etc.

Les amers, le quinquina, le fer sous toutes les formes furent administrés sans le plus petit bénéfice.

L'hydrothérapie méthodique, faite dans un établissement spécial, ne réussit pas davantage.

En dépit de ces diverses médications, la maladie avait fait des progrès effrayants, et Mlle de X... était arrivée à un tel état de marasme, que médecins et parents ne conservaient plus aucun espoir de la sauver.

Lorsqu'on nous l'amena le 18 juin 1875, elle était d'une pâleur extrême, d'une maigreur excessive et telle que notre première idée fut qu'on nous amenait une poitrinaire n'ayant plus que quelques jours à vivre. (Cette pensée avait déjà, du reste, été exprimée par plusieurs confrères.)

Elle ne prenait presque plus rien et éprouvait d'horribles douleurs à l'estomac.

La faiblesse était si grande que la pauvre jeune fille pouvait à peine se soutenir.

Les règles étaient complétement supprimées depuis neuf mois.

Le système nerveux, dans l'état le plus déplorable, ne permettait plus à la malade, très-bonne musicienne, d'entendre même le son du piano sans prendre une crise de nerfs.

Telle était la triste situation de Mlle de X... Nous ne

nous rappelons pas avoir jamais soigné de malade plus gravement atteinte.

TRAITEMENT. — La jeune fille se refusant absolument à prendre quoi que ce fût, à cause des affreuses crampes d'estomac que déterminait l'ingestion du médicament même le plus calmant, nous la soumîmes exclusivement à l'action de l'électricité *statique*.

L'état d'affaiblissement dans lequel elle se trouvait ne nous permettait pas d'avoir recours à des procédés énergiques. Le *bain* et le *souffle* furent pendant quelques jours les seuls moyens mis en pratique. Plus tard, on y ajouta des *frictions* et des *étincelles*, dont on augmenta chaque jour et le nombre et la force.

A peine un mois s'était-il écoulé, qu'une amélioration frappante s'était manifestée.

La malade commençait à reprendre son teint rose et engraissait visiblement.

L'appétit était revenu presque aussi vif qu'autrefois.

La digestion s'accomplissait normalement; l'estomac avait cessé d'être douloureux.

Les forces s'accroissant rapidement, la malade fit bientôt sans peine des promenades de trois heures, se plaisant à lasser son institutrice ou ceux de sa famille qui l'accompagnaient.

L'irritabilité nerveuse, très-vive jusque-là, avait en partie disparu. Mais elle ne pouvait cependant encore supporter la musique.

Pour tout dire, Mlle de X... n'était plus reconnaissable, et faisait prononcer le mot de *résurrection* à tous ceux qui l'avaient vue si atteinte.

Le traitement, suivi avec la plus scrupuleuse exactitude, acheva la guérison.

Les règles reparurent et, au bout de quelques mois, Mlle de X... retrouva sa fraîcheur, son embonpoint, en un mot, sa belle santé d'autrefois.

Il y a deux ans qu'elle est guérie et qu'elle continue à jouir d'une santé excellente.

REMARQUE. — Nous avons souvent à soigner des cas de ce genre, et toujours le résultat est favorable.

Aussi ne saurions-nous trop regretter que ces faits ne soient pas connus de tous nos confrères. Que de malades ils pourraient, comme nous, arracher à une mort presque certaine !

Combien, en effet, ne rencontre-t-on pas de ces affections désignées sous le nom d'*anémies graves*, d'*anémies pernicieuses*, complétement réfractaires au quinquina, au fer, à l'arsenic, aux préparations de chaux, à l'hydrothérapie, etc., etc., et dont l'*électricité statique* a facilement raison.

Espérons que dans un avenir très-prochain. la méthode électrothérapique que nous exposons aura pris en thérapeutique la place légitime à laquelle elle a tant de droits !

CHAPITRE XV

Ataxie locomotrice progressive

L'*ataxie locomotrice progressive* n'est guère connue que depuis une vingtaine d'années, grâce aux remarquables travaux de Duchenne (de Boulogne) et de Trousseau qui, les premiers, en ont donné une description complète.

Avant eux on la confondait avec la myélite et diverses paralysies. Que de malades même, atteints d'*ataxie*, ont été envoyés aux eaux pour de prétendus rhumatismes !

Dans ces derniers temps, le savant médecin de

la Salpêtrière, le professeur Charcot, qui, par ses brillantes découvertes et ses savants travaux, a donné une impulsion nouvelle à l'étude des maladies nerveuses, a fait connaître toutes les formes que peut revêtir cette terrible affection et a achevé d'en bien établir l'histoire.

Nous avons traité un assez grand nombre d'*ataxiques*, et constamment nous sommes parvenus à imposer une barrière à leur mal, à l'arrêter dans sa marche envahissante.

Si tous nos malades n'ont pas obtenu une amélioration plus grande, c'est parce que les lésions étaient trop avancées, ou qu'ils n'ont pas eu la patience de continuer le traitement assez longtemps. Deux ou trois mois, en effet, ne sauraient suffire pour triompher d'une affection aussi tenàce et dont aucune médication n'a pu encore triompher.

OBSERVATION I

M. de X..., 48 ans, homme de lettres, est venu nous consulter le 1er juillet 1872.

Les premiers symptômes de l'*ataxie locomotrice progressive* dont il est affecté remontent à *quinze ans* en arrière.

Ils consistaient en douleurs intercostales fugitives et en altérations visuelles avec tendance marquée au strabisme et à la diplopie. Sous l'influence de peines morales de diverses natures, l'état général s'était singulièrement aggravé. Sommeil, appétit, embonpoint, tout avait successivement disparu.

Il consulta tour à tour plusieurs célébrités médicales de Paris qui conseillèrent une saison à Ems (1866).

L'année suivante, il fut envoyé à Vichy, sans obtenir la moindre amélioration ; il revint même plus souffrant.

Cependant la maladie allait toujours grandissant. Les *douleurs fulgurantes*, intolérables, devenaient de plus en plus fréquentes et prenaient le caractère de crises. Le dépérissement général augmentait, et M. de X... devenait incapable de tout travail intellectuel : la vue seule d'un livre lui causait une répugnance particulière, et l'idée d'écrire même quelques lignes insignifiantes lui inspirait un insurmontable dégoût. C'est à ce moment qu'un état hémorrhoïdal très-douloureux se manifesta en même temps qu'une constipation rebelle et un affaiblissement sensible de la vessie.

De nouvelles consultations firent ordonner les eaux d'Aix (1868). L'effet de cette cure fut peu appréciable.

L'hivernage à Paris devint impossible, et le malade fut dirigé sur Nice. Douleurs de plus en plus vives, amaigrissement continu, troubles de la vue plus grands, incontinence d'urine et premiers désordres dans la locomotion.

Les bains de vapeur térébenthinés sont alors prescrits et interrompus au vingtième par l'exténuation du malade et l'inefficacité du moyen.

De retour à Paris, une seconde saison à Aix fut conseillée, sans plus de résultat que la première.

Nouvel hivernage à Nice, pendant lequel M. de X... prend 104 bains turcs, sans aucun avantage.

Rentré à Paris, il commence un traitement électrique (mais par l'électricité *dynamique*), avec un spécialiste connu. Aucune amélioration n'est obtenue par cette médication.

Chassé de Paris par l'invasion, le malade ne peut dépasser Orléans où il s'alite. Il traverse ce rude hiver de 1870-71 dans les conditions les plus pénibles. Le moral reste bon, mais le corps s'affecte de plus en plus. La marche devient beaucoup plus difficile et plus désordonnée, et les chutes se font fréquentes. Les douleurs fulgurantes sont presque quotidiennes, et une insomnie implacable est le partage de toutes ses nuits.

A ce moment, le malade est tellement découragé qu'il résiste à tout conseil de médication nouvelle et semble résolu à s'abandonner tout à fait.

C'est le 1er juillet 1872, qu'il commence à suivre notre traitement. Au bout d'un mois, une amélioration sensible s'était déjà montrée : diminution notable des douleurs, augmentation de l'appétit, retour du sommeil, état moral meilleur.

A la fin de la première année de la cure (le traitement n'avait pas été continu, tous les trois mois environ nous l'interrompions pendant quinze jours à trois semaines), les douleurs atroces d'autrefois avaient entièrement cessé.

L'appétit était bon et un embonpoint notable avait reparu.

La sensibilité des jambes, totalement abolie, était revenue entière.

L'incontinence d'urine n'existait plus.

Enfin, la marche était meilleure.

Le moral était aussi considérablement remonté, le goût du travail était revenu, et M. de X... publiait plusieurs travaux littéraires importants et très-appréciés.

Il nous dédia l'un de ses ouvrages, et la dédicace suivante rend un compte exact de l'amélioration considérable que l'électricité *statique* produisit dans une affection aussi grave et vieille de quinze ans :

« *Cher docteur, voici bientôt trois ans que vous luttez sans relâche, pour m'arracher au grabat d'Henry Heine, ou tout au moins au fauteuil de Scarron.*

« *Vous m'avez pris exténué, à bout de forces, à bout de courage, incapable du moindre travail et n'attendant ma délivrance que de la mort.*

« *Grâce à votre dévouement acharné, grâce à*

cette bienfaisante électricité statique dont vous êtes l'apôtre convaincu et le propagateur heureux, je suis redevenu presque un homme. J'ai repris possession de moi-même ; j'ai retrouvé l'appétit, le sommeil, la mémoire.

« *Après plus de quatre ans passés sans ouvrir un livre, voici que non-seulement je me suis repris à lire avec plaisir les œuvres des autres, mais encore à en écrire comme autrefois pour mon compte.*

« *Il m'a semblé que la dédicace de la première preuve de ma résurrection littéraire vous revenait de droit, et je serais bien heureux de vous voir accepter ce petit témoignage d'une gratitude que rien ne saurait altérer.* »

Observation II.

M. le vicomte de X..., 32 ans, est atteint depuis vingt mois d'*ataxie locomotrice progressive.*

La marche n'est pas encore très-irrégulière. Ce qui tourmente surtout le malade, ce sont des *douleurs fulgurantes* atroces et, comme on sait, spéciales à l'*ataxie.*

Un changement de température, le vent, l'humidité, l'approche de la neige, une simple émotion, suffisent pour déterminer ces horribles douleurs qui affectent principalement les deux jambes. Elles persistent ordinairement de vingt-quatre à quarante-huit heures, et reviennent deux et trois fois dans la même semaine.

Depuis quelque temps elles ont envahi la tête, et rien ne peut être comparé aux souffrances que le malade endure pendant ces crises. C'est dans le but de les faire disparaître, et après avoir épuisé tous les autres moyens, que le vicomte de X... réclama nos soins.

TRAITEMENT. — Un *souffle* très-fort, des *frictions* et des *étincelles* furent dirigés de haut en bas sur tout le corps, mais on insista d'une façon spéciale sur la colonne vertébrale. Sur la tête, on ne fit usage que du souffle.

Les douleurs diminuèrent assez vite, et cessèrent au bout de deux mois.

Nous avons revu le malade deux ans après : ni les douleurs fulgurantes, ni aucun autre signe d'ataxie n'avaient reparu.

REMARQUE. — Nous pourrions multiplier nos observations.

Mais ce qui précède suffit pour faire voir que, dans l'*ataxie locomotrice progressive*, nulle médication (interne ou externe) n'est aussi efficace que l'*électricité statique*.

CHAPITRE XVI.

De l'action tonique et reconstituante de l'électricité statique.

Nous ne saurions trop le répéter, l'*électricité statique* est, parmi tous les *toniques*, un des plus puissants et des plus propres à ranimer l'*action vitale*.

Elle donne une énergie et une force nouvelles à tous les sujets affaiblis par le travail, les maladies ou les excès.

Que d'exemples nous pourrions citer à l'appui de notre dire !

Nous avons suffisamment montré (p. 171 et suivantes) que l'électricité *statique* combattait efficacement la *chlorose* et l'*anémie* les plus graves, les plus rebelles.

Inutile d'insister ici.

Dans la *convalescence* qui suit les longues maladies, elle rétablit les forces et le jeu de toutes les fonctions avec une rapidité qu'on ne saurait attendre d'aucune autre médication.

Dernièrement encore, une jeune femme, à la suite d'une fièvre typhoïde grave, était devenue *chloro-anémique* et était tombée dans un tel état *d'affaiblissement*, de *marasme*, que ses médecins craignaient de la voir succomber, surtout en présence de l'inutilité absolue des moyens les plus actifs et les mieux dirigés.

L'*électricité statique* lui rendit rapidement l'appétit, les forces, le sommeil, l'embonpoint; et après une quarantaine d'électrisations, Mme X.

reprenait dans le monde une vie active et fatigante à laquelle sa grande position de fortune ne lui permet guère de se soustraire.

Dans l'*impuissance,* nous avons obtenu les résultats les plus satisfaisants, en vain demandés à tous les autres modes de traitement.

Que de jeunes hommes, impuissants avant l'âge, sont redevables à l'électricité *statique* de la naissance de beaux enfants, bonheur domestique que depuis longtemps ils ne croyaient plus possible !

Dans la *vieillesse*, les forces vitales sont très affaiblies, et tous les organes ne fonctionnent que difficilement et imparfaitement. Aussi, la médication électrique lui convient-elle beaucoup, et nombre de fois nous sommes arrivé à rendre à des vieillards l'appétit, le sommeil, l'énergie physique et morale qui semblaient les avoir abandonnés pour toujours.

Les médecins du siècle dernier connaissaient très-bien l'action tonique et reconstituante de l'électricité dans la vieillesse.

Toutefois, ils avaient constaté comme nous que, pour obtenir ce résultat, il faut quelquefois un laps de temps assez long et en rapport, bien entendu, avec l'âge et le degré d'affaiblissement du sujet.

L'action bienfaisante de l'*électricité statique* sur *le moral* n'est pas moins évidente.

Déjà, dans le chapitre des *névroses*, nous avons montré qu'elle avait facilement raison de l'*hypochondrie*.

Elle produit également les meilleurs résultats contre un état morbide du même genre, extrêmement fréquent aujourd'hui, que nous désignons sous le nom d'*abattement*, de *prostration morale* et que caractérisent les symptômes suivants :

A la suite de grands chagrins, causés soit par

la mort d'un parent, soit par des pertes d'argent, des espérances déçues, une ambition restée stérile, etc., beaucoup de gens deviennent *tristes* et *moroses*. Plus d'appétit, plus de sommeil, les forces s'en vont, une fatigue cérébrale très-grande arrive, le cerveau cesse, pour ainsi dire, de fonctionner, et une décrépitude physique et morale devient leur triste apanage.

Qui n'a pas rencontré des malheureux atteints de ces affections vagues, sans nom déterminé, lentement minés et dépérissant de jour en jour?

Ils avaient vainement fait appel à tous les traitements, à toutes les médications.

Les distractions, les voyages n'avaient pas réussi davantage à triompher de leur insurmontable tristesse.

Soumis au traitement électrique, ces malades ont toujours et très-rapidement constaté une amélioration singulière. Avec les forces vitales réveillées, la gaieté, l'appétit, le sommeil, l'embonpoint revenaient à l'envi, et nombre d'entre eux ont pu nous écrire, comme le comte de X... : « Je suis complétement guéri de toutes mes infirmités, et je me trouve, au moral comme au physique, plus jeune de vingt ans. »

FIN.

TABLE DES MATIÈRES

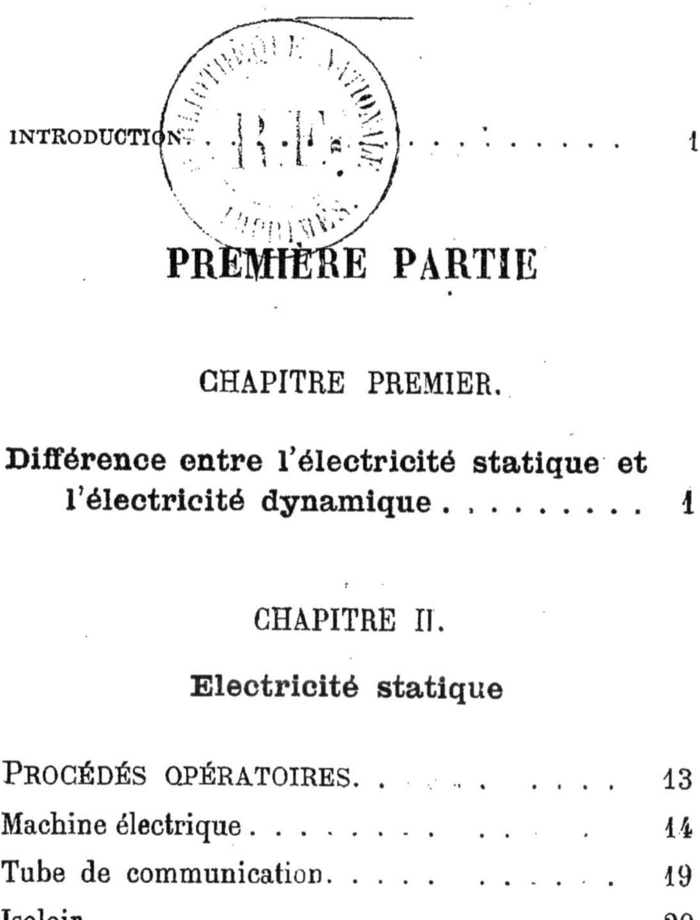

PREMIÈRE PARTIE

CHAPITRE PREMIER.

CHAPITRE II.

Electricité statique

DEUXIÈME PARTIE

CHAPITRE PREMIER.

CHAPITRE II.

CHAPITRE III.

CHAPITRE IV.

CHAPITRE V.

CHAPITRE VI.

CHAPITRE VII.

CHAPITRE VIII.

CHAPITRE IX.

CHAPITRE X.

CHAPITRE XI.

CHAPITRE XII.

CHAPITRE XIII.

CHAPITRE XIV.

CHAPITRE XV.

CHAPITRE XVI.

Paris. — Typ. A. PARENT, rue Monsieur-le-Prince, 29-31.

DU MÊME AUTEUR

Curabilité de la phthisie pulmonaire, 1869.

(*Épuisé*).

POUR PARAÎTRE PROCHAINEMENT :

Traitement de la phthisie pulmonaire.

Traitement de la bronchite chronique.

Traitement de l'asthme.

Paris. — A. PARENT, imprimeur de la Faculté de Médecine, rue M.-le-Prince, 29-31.

www.ingramcontent.com/pod-product-compliance
Ingram Content Group UK Ltd.
Pitfield, Milton Keynes, MK11 3LW, UK
UKHW020242250726
13967UKWH00004B/1481